HYGIÈNE DE L'ENFANCE,

ou

DES MOYENS DE CONSERVER

LA SANTÉ DES ENFANTS;

PAR LE DOCTEUR D'HUC,

Professeur particulier de médecine des enfants ; Fondateur et Directeur de l'Institut Hygiénique et Médical de Paris, pour les enfants de 5 à 15 ans , n° 17, rue des Thernes, aux Thernes ; Médecin du bureau de charité et du dispensaire médico-philantropique, consacré au traitement spécial des maladies des enfants; Membre résidant et correspondant de diverses Sociétés savantes ; Auteur de plusieurs ouvrages et mémoires de Médecine ; Chargé depuis plusieurs années par M. le Préfet de la Seine, d'une mission spéciale pour la propagation de la vaccine dans les communes rurales de l'arrondissement de Saint-Denis, etc., etc.

A PARIS,

CHEZ L'AUTEUR,

RUE TAITBOUT , N. 8 BIS , BOULEVARD DES ITALIENS,

ET

A LA LIBRAIRIE DES SCIENCES MÉDICALES

DE JUST ROUVIER,

RUE DE L'ÉCOLE DE MÉDECINE, 8.

—

1839.

HYGIÈNE

DE L'ENFANCE.

Imprimerie de MOESSARD, rue Furstemberg, 8.

HYGIÈNE
DE L'ENFANCE,

OU

DES MOYENS DE CONSERVER

LA SANTÉ DES ENFANTS;

PAR LE DOCTEUR D'HUC,

Professeur particulier de médecine des enfants ; Fondateur et Directeur de l'Institut hygiénique et médical de Paris, pour les enfants de 5 à 15 ans, n° 17, rue des Thernes, aux Thernes; Médecin du bureau de charité et du dispensaire médico-philantropique, consacré au traitement spécial des maladies des enfants ; Membre résidant et correspondant de diverses Sociétés savantes ; Auteur de plusieurs ouvrages et mémoires de Médecine ;

Chargé depuis plusieurs années par M. le Préfet de la Seine, d'une mission spéciale pour la propagation de la vaccine dans les communes rurales de l'arrondissement de Saint-Denis, etc., etc.

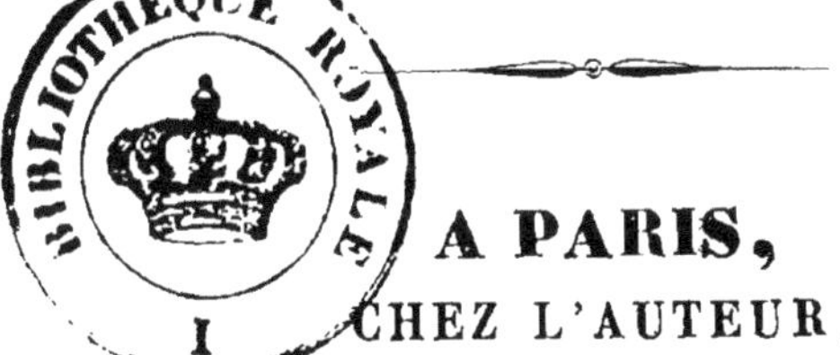

A PARIS,

CHEZ L'AUTEUR,

RUE TAITBOUT, N. 8 BIS, BOULEVARD DES ITALIENS,

ET

A LA LIBRAIRIE DES SCIENCES MÉDICALES

DE JUST ROUVIER,

RUE DE L'ÉCOLE DE MÉDECINE, 8.

1839.

HYGIÈNE DE L'ENFANCE,

ou

DES MOYENS DE CONSERVER LA SANTÉ

DES ENFANTS.

⚬⚬⚬

CONSIDÉRATIONS GÉNÉRALES.

L'hygiène est cette partie de la médecine qui embrasse le mode d'action de toutes les causes qui peuvent influer sur la santé d'une manière avantageuse ou nuisible. Elle prescrit les règles que l'on doit suivre pour seconder les efforts de la nature, quand elle tend au développement régulier de l'organisation, ou bien pour en arrêter les écarts lorsqu'elle suit une marche fâcheuse : elle a aussi pour but de prévenir les maladies en détruisant les prédispositions qui les font naître ; aussi, l'application des règles de l'hygiène, surtout à l'âge pendant lequel l'organisation se développe, est-elle d'une utilité incontestable.

C'est en agissant directement sur l'organisation que l'hygiène étend son influence sur le moral et sur l'intelligence de l'homme ; aussi l'importance que les anciens attachaient à l'éducation physique des enfants, prouve qu'ils avaient su apprécier les avantages d'une constitution saine et vigoureuse.

L'enfance comprend tout l'espace qui s'étend depuis la naissance jusqu'à la puberté; c'est l'époque la plus intéressante de la vie, celle où les changements sont les plus prompts, les plus multipliés; elle se divise en première et en seconde enfance.

La première enfance, *infantia*, comprend depuis la naissance jusqu'à l'âge de sept ans; c'est alors que la vie est le moins assurée; car l'on a calculé qu'avant d'atteindre leur huitième année, près de la moitié des enfants avaient déjà terminé leur carrière.

La seconde enfance ou *pueritia*, est marquée par la seconde dentition et signalée par la chute des dents de lait auxquelles succèdent celles qui doivent rester en place jusqu'à un âge plus ou moins avancé. Elle commence à l'âge de sept ans et se termine à la puberté.

De tous les êtres appelés à la vie, l'homme est le plus faible et le moins avancé dans la carrière qu'il doit parcourir; il est le seul dont la naissance paraisse aussi constamment accompagnée de douleur. Les quadrupèdes sont bien supérieurs à lui sous le rapport de la force et de l'instinct qui les dirige; leur enfance est moins longue, et leur existence moins fragile.

A la naissance tout est fait pour exciter notre intérêt et piquer notre curiosité; l'enfant privé d'air, de lumière et presque sans mouvement s'échappe tout à coup de sa prison; le voilà au grand jour et vivant par lui-même ; un fluide qui lui était inconnu pénètre ses poumons, dilate sa poitrine et lui procure un nouveau principe de vie qui circule dans dans ses veines. La respiration et la circulation entrent aussitôt en action, et tout se prépare pour la digestion qui va aussi entrer en exercice. Dès la naissance le besoin de réparation se manifeste et le sentiment porte l'enfant à chercher la mamelle de sa mère et à saisir la nourriture qu'on lui présente, tant chez tous les animaux le premier acte de l'instinct exprime le besoin de leur conservation.

Ce n'est guère qu'à deux mois que l'enfant donne des preuves de sensibilité visuelle, que les objets commencent à faire impression sur l'organe de la vue et que l'oreille cherche à distinguer les sons aigus du tumulte.

L'œil et l'oreille méritent une attention particulière sous le rapport de leur prédominance. Organes purement intellectuels, ils se trouvent dans les mêmes proportions que le cerveau. Les sens qui au contraire ne sont que secondaires à l'intelligence, ne s'exercent que tardivement et n'acquièrent leur perfectibilité qu'avec leur développement complet. Ainsi l'odorat ne devient la source de perception qu'à une époque avancée. Le goût qui devait être nul d'abord, pour n'être point fatigué par un aliment aussi insipide que le lait, n'acquiert que lentement le degré de perfection auquel il peut atteindre ; tandis que le tact, destiné à rectifier les erreurs des autres sens, est bien plus nécessaire à l'enfance qu'à l'époque de la vie où l'éducation physique est achevée.

C'est vers la fin de la première année que les sens commencent à exercer leurs fonctions d'une manière plus exacte, et que le cerveau entre en action, en vertu des impressions distinctes qu'il reçoit, c'est alors que les objets semblent avoir quelque intérêt pour l'enfant ; il les fixe avec une sorte d'attention, cherche à les prendre ; il s'agite et tend vers un but déterminé. On s'aperçoit qu'il commence à connaître celle dont il tient le jour et sa subsistance ; il sourit à ses caresses ; enfin il lui témoigne la plus tendre reconnaissance.

L'enfant n'a guère qu'une existence végétative pendant les six ou huit premiers mois de son existence ; il n'exerce que des actes instinctifs. Les organes de la locomotion sont peu développés et incapables d'accomplir les mouvements auxquels ils sont appelés plus tard ; mais tout change bientôt avec la perfectibilité des sens et le développement des organes locomoteurs. L'enfant exprime alors d'autres besoins que ceux de la nature ; il essaie ses forces et sa voix, il devient imitateur, exigeant, veut tout soumettre et tout s'approprier.

A mesure que les organes se développent, les traits se dessinent, les caractères et les formes héréditaires se prononcent et laissent apercevoir la ressemblance que les enfants ont avec les auteurs de leurs jours.

Dans l'éducation du premier âge, il ne faut pas oublier que c'est de l'influence des choses dont

l'enfant est d'abord entouré que dépendent en
grande partie son tempérament et sa manière
d'être pendant toute sa vie. Les enfants contractent en général les habitudes des personnes qu'ils
ont pour exemple; ainsi , ceux qui seront élevés
dans une famille heureuse et tranquille, auront
pour l'ordinaire une figure riante et enjouée ; ils
seront bons, doux et prévenants, si une mère tendre a formé leur jeune cœur; comme aussi l'on re-
marquera un air soucieux et chagrin chez ceux qui
tous les jours auront sous les yeux l'image de l'inquiétude et de la peine. Un enfant deviendra sombre,
bre, craintif, défiant s'il a eu à souffrir d'in-
justes traitements.

L'intelligence se développe aussi avec la croissance; mais entre les facultés intellectuelles, il
existe des différences remarquables. Celles qui
prédominent constamment et peuvent être regar-
dées comme l'apanage de l'enfance, sont l'attention et la mémoire ; ces deux facultés ne sont
que la conséquence d'une disposition organique,
l'impressionnabilité qui se trouve alors en rapport avec le système nerveux, (l'encéphale et ses
dépendances). Rien n'échappe à l'enfant, il voit
et saisit tout ; sa mémoire est facile; il se rappelle
non seulement tout ce qui a été pour lui peine
ou plaisir, mais aussi ce que l'on a exigé qu'il sût
et qu'il apprît. Toutes les impressions ne sont pourtant pas également durables chez lui : les plus récentes effacent celles qui les ont précédées, et les
plus vives anéantissent les plus faibles. Il en est

cependant, qui ne disparaissent pas pour toujours;
l'âge les faits revivre: voilà pourquoi la vieillesse
s'entretient si volontiers et avec une admirable
précision des impressions de l'enfance.

Quoique les organes qui établissent dans la suite
de si grandes différences, soient sans action, ils influent néanmoins sur les habitudes physiques et
morales dès les premiers ans. C'est vers la troisième
année que ces habitudes propres à chaque sexe commencent à se manifester. Toutes les circonstances
restant les mêmes, en général les petits garçons
sont plus fortement constitués, plus robustes et
présentent des formes plus saillantes, aussi se
prévalent-ils de leur force corporelle; les petites
filles ont plus de grâces, elles sont plus vives, plus
sémillantes, ont la voix plus douce, la mémoire
plus sûre, un babil plus soutenu et elles montrent
plus de ruse et de finesse.

La durée de l'enfance n'est point la même pour
tous les sujets; elle est subordonnée à des influences locales et au mode d'éducation. En général, en
Europe les femmes sont pubères de 12 à 15 ans, les
garçons ne le sont pour l'ordinaire que de 14 à 16.

Lors de la seconde dentition, il s'opère une révolution générale tant dans le moral que dans le
physique de l'enfant; ainsi, le système osseux prenant un accroissement remarquable sans que les
autres systèmes participent à ce mouvement d'une
manière égale, il n'est pas rare de voir survenir
divers accidents morbides qui rendent cette époque dangereuse pour la vie du sujet. Le rachitisme

amène souvent à sa suite des déviations de la colonne vertébrale, des gibbosités, la courbure et
les vices de conformation des extrémités ; les intestins ne sont plus aussi souvent le siège des affections vermineuses ; l'estomac paraît jouir de
beaucoup plus d'énergie , d'où s'ensuit des digestions plus faciles et la prédominance des affections
de ce viscère sur celles du tube intestinal si fréquentes avant cette révolution; enfin tous les organes intérieurs concourent d'un commun effort
à l'accroissement de l'individu.

Bien que les mouvements organiques qui sur-
viennent pendant la seconde enfance éteignent la
plupart des dispositions morbides de la première ;
il est cependant certaines affections telles que les
scrofules, qui se continuent de l'une à l'autre et
qui doivent d'autant plus exciter l'attention du médecin qu'elles portent directement leur influence
sur l'organisation en général. Pendant la durée de
la seconde enfance et jusqu'à la puberté, le moral
de l'enfant se développe de plus en plus et l'intelligence fait de grands progrès ; les goûts, les
mœurs, les aptitudes se modifient, enfin l'accroissement suit une marche non interrompue, plus ou
moins active, suivant les individus et suivant les
circonstances au milieu desquelles ils se trouvent
placés.

C'est pendant cette période de l'enfance que
l'influence du genre de vie se fait surtout apprécier. A cette époque on remarque plus particulièrement combien cette influence peut seconder

ou entraver le mouvement progressif de la constitution; en effet, que l'on envoie à la campagne un enfant élevé jusqu'alors à la ville, dans la mollesse des salons ou dans des demeures étroites, souvent insalubres; bientôt il acquerra une vigueur nouvelle, il sera sous peu débarassé de ces indispositions journalières qui alarment sans cesse l'amour des parents; son teint deviendra rosé, sa peau plus colorée, plus souple, en un mot, on s'apercevra que la nature suit une marche plus régulière et d'autant plus rapide, que l'enfant sera bien dirigé ; et qui mieux qu'un médecin peut régler le genre de vie propre à rendre la constitution vigoureuse en appliquant les préceptes de l'hygiène à tous les enfants en général et particulièrement à ceux qui portent le germe d'une mauvaise constitution ou d'une maladie qui se développera plus tard ; tel est le but que nous nous sommes proposé en fondant notre institut hygiènique et médical.

Dans cet établissement, qui manquait à Paris, nous recevons les enfants de l'âge de 5 à 15 ans, d'une constitution faible, les convalescents et ceux qui plus ou moins prédisposés, ou même atteints de certaines affections des systèmes nerveux et lymphatique , réclament un ensemble de soins hygièniques et médicaux que l'on ne peut leur donner convenablement ni chez leurs parents ni en général dans les maisons d'éducation.

Deux ordres de moyens concourent vers le but que nous nous proposons. 1" Les moyens hygiè-

niques à la tête desquels nous plaçons la gymnastique. 2° Les médications générales et spéciales.

Situé dans une campagne où l'air est excellent
et cependant tout au près de l'enceinte de Paris,
à l'extrémité du faubourg St-Honoré, près les
Champs-Élysées et à proximité du bois de Boulogne, notre maison offre toutes les conditions de
salubrité désirables.

Les bâtiments sont sains, aérés et permettent
de séparer entièrement les enfants selon les soins
médicaux qu'ils exigent. Des chambres sont ré-
servées pour les parents qui veulent accompagner leurs enfants.

Le parc et les jardins, d'une étendue d'environ
dix arpents, présentent, par la variété des planta-
tions, pelouses, grottes, kiosque, etc., des pro-
menades variées, et font de la propriété une ha-
bitation délicieuse dont le séjour ne peut que
hâter le rétablissement de la santé.

Le régime alimentaire sain et succulent est ap-
proprié à l'état particulier de chaque enfant.

L'étude n'est, pour nos pensionnaires, que
l'application d'une formule médicale subordonnée
complètement à leur état physique. Nous nous
sommes adjoint un professeur suppléant du collége
Bourbon, qui, sous notre direction médicale, s'est
chargé, conjointement avec les meilleurs maîtres
de la capitale, de leur donner des répétitions, et
d'exercer leur jeune intelligence d'une manière
tellement convenable, qu'ils ne soient nullement
contraints ni fatigués : ici la nature nous trace

elle-même la marche que nous avons à suivre en fesant de l'exercice des sens, la première loi de l'éducation. Le désir d'apprendre, la curiosité si naturelle à l'enfance font qu'elle se prête avec avidité à ce genre d'instruction ; car l'enfant naît observateur, et il suffit de lui fournir l'occasion d'observer.

En général, on ne fait pas assez attention à l'état de la santé, lorsqu'à l'âge de sept à huit ans on songe à mettre un enfant dans un collége ou dans un pensionnat. On ne réfléchit pas que le temps que l'on consacre à l'éducation intellectuelle est celui où le corps, prenant son plus grand développement voit éclore les germes d'un tempérament maladif, soit natif, soit acquis par de fâcheuses dispositions hygiéniques ; aussi, à cette époque, doit-on surtout éviter de tenir les enfants dans un état de contrainte et d'assujettissement qui puisse nuire à leur développement. Ce principe est de la plus haute importance, et il doit s'appliquer sans exception à tous les modes d'éducation ; car le mouvement est si nécessaire aux enfants , le besoin qu'ils en ont est si impérieux , que le plus cruel des supplices que l'on puisse leur imposer est de les tenir long-temps dans la même position. Cela est si vrai , que c'est en vain qu'on leur fait des remontrances ou qu'on les menace de les punir pour obtenir quelques instants de plus d'immobilité ; cela leur est absolument impossible dès qu'ils sont fatigués par leurs occupations ; dans ce cas, le parti le plus sage et le plus naturel est de les abandonner au mouvement le plus long-temps possible. Tels sont les principes que nous mettons en pratique dans notre institut.

Nous avions d'abord eu l'intention de diviser cet ouvrage en deux parties; l'une ayant pour objet tout ce qui se rapporte à la première enfance, et l'autre à la seconde ; mais nous avons été arrêté par l'embarras de rapporter à chacune de ces divisions les chapitres qui leur appartiennent exclusivement; dès lors nous nous bornerons à exposer notre travail en autant d'articles que notre sujet embrasse de questions principales ; ainsi, après être entré dans quelques considérations générales, nous traiterons 1° de l'influence de l'air , de la chaleur et de la lumière sur l'enfant nouveau-né; 2°.des premiers soins à lui donner ; 3° du maillot et des vêtements ; 4° du berceau, du bercement et des lits ; 5° de l'allaitement maternel ; 6° du choix des nourrices : 7° de l'allaitement artificiel; 8° du sevrage ; 9° des aliments et des boissons qui conviennent aux enfants ; 10° des sécrétions et des excrétions ; 11° du sommeil et de la veille; 12° des moyens d'apprendre à marcher aux enfants; 13° du mouvement en général ; 14° de l'exercice; 15° de la gymnastique ; 16° des lotions et des ablutions; 17° des bains ; 18° des frictions et du massage ; 19° des sensations et des passions; 20° de l'intelligence; 21° de l'attention ; 22° de la mémoire; 23° de l'imagination ; 24° du jugement; 25° de l'habitude ; 26° de l'imitation ; 27° de l'émulation ; 28° de la curiosité ; 29° de la gourmandise; 30° des châtiments et des punitions ; 31° des récompenses et des encouragements ; 32° des habitudes incommodes et dangereuses. Enfin nous dirons un mot de la vaccine, et nous terminerons par l'indication de quelques accidents auxquels les enfants sont souvent exposés, et pour lesquels on peut se passer du secours du médecin, tels que les plaies simples, les contusions, les entorses, les brûlures, les engelures et les piqûres d'insectes. Là se bornera notre tâche, trop heureux si on la trouve digne de quelque intérêt.

Un grand nombre de nos confrères appréciant l'utilité de notre établissement ont bien voulu nous témoigner de la bienveillance et nous promettre leur concours lorsque nous avons fondé notre institut. Nous saisissons avec empressement l'occasion qui nous est offerte pour leur témoigner publiquement toute notre gratitude, en les priant d'agréer nos sincères remercîments.

HYGIÈNE DE L'ENFANCE.

─◦○◦─

DE L'INFLUENCE DE L'AIR,
DE LA CHALEUR ET DE LA LUMIÈRE SUR
L'ENFANT NOUVEAU-NÉ.

L'air est le premier agent qui influe sur l'enfant nouveau-né. Aussitôt qu'il a respiré, cet agent devient pour lui la condition indispensable de son existence, en même temps qu'il devient aussi la source de la plupart des maladies qui l'affligent. Avant sa naissance, l'enfant était plongé dans un bain dont la température était supérieure à celle de l'atmosphère dans laquelle il entre ; cette différence détermine les premières sensations qu'il éprouve, et elles sont d'autant plus fortes qu'il est plus faible, et que la température extérieure s'éloigne davantage de celle dans laquelle il vivait auparavant. Il est donc fort dangereux d'exposer brusquement au froid l'enfant qui vient de naître, sous prétexte de l'endurcir ; à cet âge, la nature n'a point en-

2

core pour but de fortifier , car elle est entièrement occupée du développement des organes , et ce n'est qu'à l'aide d'un repos parfait et d'une douce chaleur qu'elle peut exécuter son travail.

Plus les enfans sont rapprochés du terme de leur naissance, plus le froid leur est contraire, et plus l'on doit, à cette époque, apporter de soins et de précautions à les garantir des injures de l'air, surtout s'ils sont faibles ou malades. On les tiendra donc assez couverts pour qu'ils ne soient point incommodés du froid , mais l'on évitera de tomber dans l'excès contraire en les couvrant trop ; car on les entretiendrait alors dans une moiteur qui les rendrait plus sensibles à l'impression de l'air.

Avant de mettre l'enfant aux prises avec les vicissitudes de l'atmosphère, il faut attendre qu'il ait acquis assez de force pour résister. Ce n'est guère que lorsque l'époque orageuse de la première dentition est passée que l'on pourra s'occuper avec avantage de l'endurcir et de le fortifier : « C'est à l'époque des » premières dents, dit le professeur Hallé, » et après la seconde année , qu'il faut s'oc- » cuper sérieusement de fortifier l'enfant ,

» et de l'endurcir ; c'est alors que la tête
» nue, les vêtemens légers, l'eau froide, l'é-
» loignement du feu contribuent réellement
» à sa force et à sa bonne santé. L'activité
» de son corps, la force de la circulation
» résistent alors efficacement à l'impression
» du froid, et l'épiderme, en se raffermis-
» sant, devient comme un vêtement naturel,
» qui le préserve mieux que l'accumulation
» des couvertures, parce qu'il le rend insensi-
» ble à l'irritation que produit le froid sur des
» nerfs dont l'enveloppe, est moins épaisse. »

Il est dangereux de faire respirer à l'enfant
un air vicié et corrompu, aussi doit-on éviter
de couvrir sa tête d'un rideau pendant le sommeil ; car, dans ce cas, on le force à respirer
un air qu'il a déjà respiré plusieurs fois, auquel se sont mêlées les émanations de son
urine, de sa transpiration, de ses excrémens,
et dont la température est considérablement
augmentée. Aussi, en le découvrant, lui trouve-
t-on parfois un aspect apoplectique ; sa figure
est rouge, tuméfiée par le sang, et couverte
de sueur.

La coutume de faire coucher les enfants
avec leur mère ou leur nourrice est préjudi-

ciable ; il peut en résulter de graves accidents : en effet, combien de femmes n'a-t-on pas vu qui ont étouffé leurs enfans, en se couchant sur eux pendant leur sommeil. (1)

Durant les premiers jours de la naisssance, les enfans doivent être tenus dans des lieux où ils puissent jouir d'une douce lumière et d'un calme parfait ; plus tard, il faut les promener au grand air, sur des lieux élevés, et les exposer au soleil, en ayant soin toutefois d'avoir la précaution de leur garantir la tête.

(1) Sans aller chercher bien loin un de ces nombreux exemples, qui ne se représentent que trop souvent, nous citerons un fait qui s'est passé dernièrement. M. et Mad. O....., marchand de papiers, dans le faubourg Saint-Denis, étaient mariés depuis quelques années et leur commerce était florissant ; une seule chose manquait à leur bonheur ; ils n'avaient pas d'enfants, quoiqu'ils en désirassent bien vivement ; enfin leurs vœux venaient d'être comblés. Mad. O..... était accouchée d'un beau garçon. Les parents ne voulant pas se séparer d'un enfant depuis si long-temps attendu, une nourrice fut appelée pour le nourrir sous les yeux même de la mère ; mais, hélas ! cette joie devait être de courte durée, le pauvre enfant fut étouffé pendant son sommeil par la nourrice, qui avait eu l'imprudence de le coucher avec elle.

DES PREMIERS SOINS A DONNER AU
NOUVEAU-NÉ.

Du moment que l'enfant a vu le jour, on le sépare de sa mère en faisant la section du cordon ombilical. Quoique l'on soit dans l'usage de faire la ligature du cordon, c'est bien plutôt une coutume qu'un précepte rationnel, car elle ne peut point être regardée comme une chose indispensable, puisque beaucoup de peuples négligent de la faire ; d'ailleurs, ce manque de précaution n'entraîne pas d'hémorrhagies, comme on le croit communément. (1) Lorsque l'on veut faire cette ligature, il faut prendre un morceau de fil que l'on ploie en plusieurs doubles et que l'on peut cirer ; on fait un nœud à chaque extrémité pour empêcher qu'il ne se mêle ; on évitera de trop

(1) Depuis nombre d'années que je fais des accouchements, je n'ai dans aucun cas lié le cordon ombilical, et je n'ai jamais eu aucun accident à déplorer, résultat de cette pratique ; le sang qui s'échappe après la section fournit à peine une cuillerée à bouche, et ce dégorgement est, au contraire, plus salutaire à l'enfant qu'il ne lui est préjudiciable.

serrer, pour ne pas s'exposer à couper le cordon.

Les soins que cette opération nécessite ensuite, sont de peu d'importance, on entoure simplement l'ombilic de compresses fendues avec lesquelles on enveloppe la portion restante du cordon, et le tout est maintenu à l'aide d'un petit bandage circulaire. Le cordon tombe communément du quatrième au cinquième jour, et l'ombilic est cicatrisé le huitième au plus tard.

Les peuples de l'antiquité plongeaient les nouveau-nés dans les fleuves, pensant, par cette pratique, les endurcir davantage aux intempéries de l'air, et leur procurer un tempérament plus robuste. Chez les nations du nord de l'Europe on lave encore les enfans naissans dans l'eau froide ; mais il est facile de pressentir les dangers d'un pareil usage et ses funestes résultats. Rien ne dispose plus à l'endurcissement du tissu cellulaire, maladie souvent mortelle, que l'immersion dans l'eau froide. (1)

Le corps des nouveau-nés est recouvert

(1) Voir le Médecin des Enfants ; par le Dr. D'Huc, page 67.

d'une sorte d'enduit sébacé que l'on doit en-
lever à l'aide d'une éponge fine et de l'eau
tiède que l'on peut animer avec de l'eau-de-
vie; mais souvent il arrive que l'épaisseur et
la tenacité de cet enduit sont telles , que l'eau
est insuffisante pour le détacher ; on aura recours alors à quelques corps gras, tels que du
beurre frais ou de l'huile; après quoi on lave
l'enfant avec de l'eau tiède, et on l'essuie avec
un linge sec : telle est la méthode la plus simple et la plus naturelle ; mais chaque sage-
femme , chaque famille a sa manière particulière : tantôt c'est de l'eau légèrement savon-
neuse , tantôt aromatisée avec quelques
gouttes d'essence de lavande ou de cologne;
on ajoute aussi du vin. Desessart voulait que
l'on se servît de vin pur tiède (1). Au reste,
la propreté est ici le seul précepte d'hygiène à
observer et les moyens les plus simples et les
plus commodes doivent être suivis de préférence.

Dès que l'enfant est nettoyé, on lui met une
petite camisole d'étoffe de laine ou de coton,

(1) Desessart , *Éducation physique des enfants*,
p. 76.

fendue derrière et garnie en dedans d'une chemise de toile, le tout fixé à l'aide de rubans de fil (1). La partie inférieure du tronc et les membres correspondants sont enveloppés d'un ou de plusieurs langes de toile que l'on nomme couches ; une couverture , plus ou moins épaisse, complète extérieurement l'appareil du maillot qu'il est bien difficile de remplacer avec avantage , surtout pour les premiers jours ; car alors les nouveau-nés ont besoin de beaucoup de chaleur, et il est très propre à la retenir, principalement dans les saisons rigoureuses et les climats froids. Il sert aussi à mouvoir plus facilement le nouveau-né ; car la mollesse de ses organes ne permet pas de le saisir facilement sans crainte de froisser trop fortement ses membres délicats.

Au bout de quelques jours, si la température le permet, on peut remplacer le maillot par des langes d'une forme triangulaire dont on attachera deux pointes au-dessous des aisselles de l'enfant, tandis que l'on relèvera la

(1) On ne devrait jamais se servir d'épingles pour habiller les nouveau-nés ; j'ai vu plusieurs fois leur emploi être suivi des résultats les plus fâcheux.

troisième, pour les nouer toutes les trois sur le ventre, en sorte que les jambes soient entièrement libres ; de cette manière, ses mouvements ne seront aucunement gênés , et il acquerra plus de force et d'accroissement que ceux dont on entoure le corps de ligaments trop serrés.

On recouvre la tête d'un petit béguin de flanelle d'abord, d'un second de toile ensuite, puis d'un bonnet piqué ou de tricot ; ayant seulement la précaution de ne pas attacher cette coiffure sous le menton avec des brides qui ont quelquefois le grave inconvénient d'être trop serrées et de gêner la respiration et la circulation. On fixera, de préférence, le bonnet de l'enfant à sa brassière, à l'aide de deux rubans de fil , et même d'une manière assez lâche pour qu'il ne soit point gêné dans ses mouvements.

Enfin, le premier âge a besoin de beaucoup de chaleur ; dès lors, il importe que le nouveau-né soit toujours dans un milieu tempéré. Mais de ce que je viens de dire, il ne faudrait cependant pas conclure qu'il devra être constamment tenu dans une température trop chaude : non, il ne faut point l'étouffer en le couvrant trop, comme quelques mères le font, dans leur sollicitude mal entendue.

On est dans l'usage, avant que l'enfant tette, de lui donner pendant quelques heures de l'eau sucrée. Durant cet intervalle, il se débarrasse du méconium et de l'urine qui distend la vessie; mais la nature prévoyante a préparé dans les mamelles de la mère une liqueur préférable à toute autre; c'est le colostrum, sorte de lait laxatif, nutritif, doux et sucré en même temps, qui est le remède le plus efficace pour débarrasser le nouveau-né du méconium. Dès lors, pourquoi attendre vingt-quatre, trente-six, et même quarante-huit heures, comme quelques médecins le conseillent, pour donner le sein à l'enfant qui crie et qui cherche à téter; on doit l'appaiser en lui donnant le sein, quoique ce soit peu d'heures après la naissance. Ne voyons-nous pas les petits des animaux chercher la mamelle de leur mère dès qu'ils sont nés, et pourquoi n'en serait-il pas de même pour l'enfant?

Le premier lait que l'on présente au nouveau-né doit être donné en petite quantité, afin d'accoutumer graduellement son estomac

supporter ce nouvel aliment ; sans cette précaution, on expose l'enfant à diverses indispositions telles que le hoquet, le vomisse-
ment, des coliques, la diarrhée, etc.

DU MAILLOT ET DES AUTRES VÊTEMENTS.

Si l'on ne se servait du maillot que pendant
les premiers jours de la naissance, et lorsque
l'enfant a tant besoin d'être réchauffé et soutenu, nul doute que l'on n'aurait pas poussé si
loin les reproches que l'on avait à lui faire ;
car, employé avec discernement, il n'est pas
sans utilité ; mais, malheureusement, la manière dont presque toutes les nourrices arran-
gent les enfants, en les serrant fortement dans
leurs langes, et même avec des bandes, tandis
que ces vêtements devraient être seulement
contentifs, fait que le maillot est sujet à beaucoup d'inconvénients.

Les enfants qui sont ainsi serrés sont presque toujours tristes ; dès qu'on les délivre de
leurs langes et qu'on les étend sur une couver-

ture, ils agitent leurs bras et leurs jambes en tous sens, leurs larmes cessent, le contentement se marque sur leur visage, on les voit sourire.

Un autre inconvénient du maillot, est de priver les parties qu'il enveloppe aussi exactement du mouvement qui leur est nécessaire : cette gêne a d'autant plus d'inconvénients que les enfants sont plus vifs, plus forts, plus éloignés du moment de la naissance. A mesure que l'enfant grandit, si on persiste à le laisser ainsi enveloppé, on doit absolument tenir les langes plus lâches, et éviter qu'ils exercent une compression ; car si le maillot est fortement serré, les vaisseaux qui se portent à la peau et aux muscles sont comprimés et diminuent de calibre ; le sang qu'ils reçoivent circule difficilement, et trouvant un obstacle vers les parties extérieures, il reflue vers l'intérieur, et engorge les viscères du bas ventre, les poumons ou l'organe cérébral.

Des vêtements. — En général, on substitue au maillot une robe qui doit être faite de façon à garantir du froid le haut de la poitrine et les bras, afin de ne pas exposer l'enfant à des toux fréquentes. La différence du sexe ne nécessite pas , pendant les trois premières années , une différence dans la forme des vêtements : à cette époque seulement, on habille les petits garçons d'une manière plus conforme aux penchants qui commencent à les distinguer des petites filles. Le pantalon et la veste à manches viennent remplacer la robe.

Pour prévenir les coups à la tête , lorsque les enfants commencent à marcher, il est bon de leur mettre un bourrelet; mais il faut qu'il soit léger et retenu par deux rubans. Lorsque cette précaution devient inutile : il est bon de les accoutumer à aller nu-tête.

On met des bas ou des chaussettes aux enfants en même temps que la robe : ils sont de laine , de coton ou de fil. Le premier de ces tissus convient mieux pour l'hiver, tandis que les autres sont préférables en été.

Les souliers et les sabots sont les seules chaussures qui conviennent aux enfants. Les premiers sont uniquement en usage dans les villes et chez les familles aisées , tandis que les habitants des campagnes ne portent guère que des sabots ; mais quelle que soit la chaussure que l'on donne aux en-

fants , il faut éviter qu'elle soit étroite et gê-
nante.

De tout temps on a porté des gants, ils sont
très utiles pendant l'hiver; mais, à l'égard des
enfants , l'habitude les rend inutiles ou nécessaires , selon la condition dans laquelle ils sont
élevés. Cependant ceux qui, dès leur enfance,
auront été accoutumés à avoir les mains découvertes , et , par conséquent , exposées au
froid, seront moins sujets, pendant les saisons
rigoureuses , à avoir des engelures que ceux
qui sont habitués à avoir toutes les commo-
dités de la vie.

Les habits destinés à garantir des vicissitudes
de l'atmosphère doivent varier suivant la sai-
son et selon que la constitution est robuste ou
délicate. Les enfants forts peuvent être très
peu couverts; mais ceux qui sont naturellement faibles ou qui ont été élevés jusqu'alors
mollement , doivent l'être davantage. La flanelle sur la peau leur est indispensable.

Les vêtements, chez tous les enfants indistinctement, doivent être lâches , ne pas trop
serrer les membres qui doivent être libres dans
leurs mouvements, afin d'aider la circulation
sanguine et lympathique, et favoriser le déve-

loppement de la poitrine. Il ne faut pas leur donner des habits trop précieux, pour qu'ils soient exposés à être grondés s'ils viennent à les gâter; car alors ils n'osent plus ni jouer ni s'exercer aux jeux propres à leur âge, dans la crainte d'être réprimandés.

Lorsqu'on laisse jouer et courir les enfants à l'air ils deviennent moins sensibles au froid, et ils en supportent mieux les rigueurs, par conséquent, ils peuvent être moins couverts. Le calorique est toujours en raison de la vitesse de la circulation et de la respiration : or, la circulation chez l'enfant est beaucoup plus rapide qu'à tout autre âge. Le pouls qui, dans la première année de la vie, bat jusqu'à cent-quarante fois par minute, n'offre plus, suivant Sœmmering, que cent-vingt pulsations à un an, cent-dix à deux ans, quatre-vingt-quinze à trois ans, quatre-vingt-dix à sept ans, et quatre-vingts à la puberté. L'âge viril en offre soixante-dix à soixante-quinze, et la vieillesse soixante seulement.

Pendant le sommeil, on doit couvrir les enfants de manière à leur procurer une douce transpiration, en évitant toutefois les sueurs qui les affaiblissent beaucoup : on ne les surchargera pas de couvertures ; car lorsque celles-ci sont trop pesantes, le corps en est fatigué, et les enfants reposent moins bien.

Des corsets.—C'est une mode barbare que celle de faire porter aux petites filles des corsets aussi serrés qu'on le fait ordinairement; ils deviennent la cause de beaucoup de maladies et de difformités ; car leur usage nuit au développement de la poitrine, dérange les digestions et la circulation, rend la puberté plus orageuse.

Les corsets dérangent la structure de la poitrine dont la forme est indispensable pour que les organes qui y sont renfermés puissent exercer leurs fonctions avec régularité et facilité. Ils gênent la respiration en comprimant le thorax ; troublent la circulation en rétrécissant le calibre des vaisseaux. Ils nuisent à la nutrition en gênant les organes de la digestion dans leurs fonctions, et de plus, ils rendent l'éruption des règles plus difficile. Tous les médecins savent que, chez les filles, lorsque les digestions sont imparfaites, les écoulements périodiques ont beaucoup de peine à s'établir.

En général, les mères regardent les corsets

comme nécessaires pour procurer à leurs filles l'agrément d'une belle taille, ou bien elles craignent qu'elles ne se tiennent mal sans cela; c'est une erreur ; car les enfants qui se tiennent voûtés sont, le plus souvent, ceux qui ont toujours porté des corsets; les muscles n'ayant pas été fortifiés par l'exercice, n'ont pas assez de force pour soutenir la colonne épinière dans une direction droite. Le muscle sacro-spinal qui est le moteur et le soutien de la colonne vertébrale tombe, par la pression qu'il éprouve, dans une espèce d'engourdissement accompagné ordinairement de faiblesse dans les reins.

On a encore dit que les jeunes personnes qui ne portent point de corsets ont le ventre plus gros ; mais les filles de la campagne ne l'ont pas plus saillant que celles qui ont porté des corsets toute leur vie; et quand il serait vrai que, chez ces dernières, l'abdomen est plus volumineux, doit-on raisonnablement, pour procurer à une fille une taille svelte et déliée, détruire les formes de la nature en comprimant le bas-ventre.

DU BERCEAU, DU BERCEMENT ET DES LITS.

Aujourd'hui les berceaux sont faits de planches, d'osier, ou de cerceaux artistement arrangés; la forme et la nature des matériaux dont on les fabrique sont d'une faible importance. Ce qui est indispensable, c'est qu'ils soient assez larges pour que l'enfant, en se remuant, ne se heurte point aux parois, et qu'ils soient assez creux pour qu'il ne puisse en franchir les bords.

Dans la manière de garnir les berceaux on doit se proposer deux objets principaux : l'un est la conservation de la chaleur, et l'autre la propreté. Le fond doit être garni soit d'une paillasse, d'un sommier de crin, ou bien d'un sachet de balle d'avoine. Ce dernier doit être préféré aux précédents, parce que la balle d'avoine retient mieux la chaleur que la paille, et que la facilité de la changer ou de la sécher la rend bien préférable aux sommiers de crin qui finissent toujours par contracter une mauvaise odeur; elle a encore l'avantage d'offrir aux muscles une résistance capable de les fortifier, en donnant plus de fermeté à la

fibre, et de ne pas occasionner une transpiration trop abondante en excitant trop de chaleur.

L'enfant, lorsqu'il est couché, doit jouir de
la liberté de tous ses mouvements ; rien ne doit
non plus gêner sa respiration. Les couvertures doivent être chaudes et légères, autrement,
elles le fatigueraient par leur poids, chaque
fois qu'il voudrait se mouvoir.

Il importe beaucoup que l'enfant soit bien
placé dans son berceau ; il ne faut pas s'opi-
niâtrer à l'y laisser quand il se mutine : car
lorsqu'il crie et qu'il ne veut point se taire, on
peut être presque assuré que quelque chose
le gêne ou le blesse, et il faut chercher à y
porter remède ; il suffit souvent de le changer de position pour que ses cris cessent.

Le berceau doit être élevé et placé de manière à ce que l'enfant soit en face du jour,
autrement, en recevant la lumière de côté, il
dirigerait sans cesse ses yeux vers ce point, et
il prendrait l'habitude de loucher : il faut
avoir l'attention de ne pas le mettre dans
un courant d'air, comme aussi on ne le
privera pas de respirer un air frais et salutaire,
ainsi qu'on le fait trop souvent en fermant

hermétiquement le berceau avec des rideaux.

Du bercement. — L'action de bercer n'a jamais eu d'autre but, sans doute, que celui de provoquer le sommeil; mais de toutes les pratiques qui se rattachent à l'éducation physique des enfants, il n'en est pas de plus contraire aux lois de la nature. Si les inconvénients qui en résultent ne sont pas toujours évidents, c'est que l'habitude en neutralise les effets. Ce mouvement que l'on imprime ainsi à l'enfant peut, non-seulement influer momentanément sur ses facultés, mais par sa continuité, il est capable de porter une atteinte directe et permanente à l'organe de l'intelligence. Quel est le médecin qui n'a pas remarqué que les enfants qui ont été long-temps et impitoyablement bercés étaient, pendant les premières années, lourds et en quelque sorte hébétés.

Des lits. — Les enfants doivent être couchés durement; c'est le moyen de les fortifier et de leur procurer une bonne santé. Les lits mous, surtout ceux de plumes, ne leur conviennent pas parce qu'ils les affaiblissent. Dans un lit mou les muscles ne trouvent qu'un point d'appui mobile, incapable de réaction, ce qui nécessite de leur part un effort continuel ; d'un autre côté, l'enfant transpire trop abondamment pendant le sommeil, la chaleur relâche les orifices des sphincters, et fait que certains sujets pissent au lit quelquefois long-temps : le meilleur moyen de les guérir de cette incommodité est d'abord, de les faire coucher sur des matelas de crin très durs, ensuite d'avoir la précaution de les réveiller plusieurs fois dans la nuit pour les faire uriner, et si cela ne suffit pas, on les fortifiera en leur frictionnant matin et soir la colonne vertébrale avec le liniment suivant, que j'emploie toujours avec succès dans le cas dont il s'agit.

℞ Teinture de genièvre. . . . . . . ℥ ij
  » de gayac. . . . . . } āā ℥ ß
  » de quinquina. . . .
Alcool de vlnéraire. . . . } āā ℥ ß
Eau-de-vie camphrée. . . .
Huile de gérofle. . . . . . } āā ℥ ß
  » de muscade. . . . .
M. S. L. pour un liniment.

La manière de coucher les enfants mérite beaucoup d'attention ; le plan sur lequel ils reposent doit être légèrement déclive vers les pieds, de telle sorte que la tête soit plus élevée que le reste du corps. On les fera coucher sur le côté. Cette position paraît d'ailleurs la plus naturelle ; c'est celle de tous les quadrupèdes.

DE L'ALLAITEMENT MATERNEL.

C'est le devoir d'une bonne mère de nourrir son enfant, et son propre intérêt doit la porter à se conformer au vœu de la nature. L'allaitement maternel est le plus sûr moyen de fournir à l'état des hommes robustes et surtout d'améliorer les mœurs. Il n'y a que dans l'espèce humaine que les mères cherchent à s'affranchir de ce devoir sacré ; les animaux même les plus féroces nourrissent les êtres auxquels ils ont donné le jour. Toute femme est donc appelée par la nature à nourrir son enfant, à moins cependant qu'elle ne soit affectée de quelque maladie chronique susceptible de se transmettre par hérédité, telle que la phthisie pulmonaire, le scorbut, les dartres, le cancer, les scrofules, le rachitisme, etc.; qu'elle soit d'une santé très faible et languissante; que la sécrétion du lait n'ait point lieu, ou bien qu'elle soit soumise à une mauvaise alimentation; qu'elle respire habituellement un air mal sain, ou que la conformation du mamelon s'y oppose, etc. Il n'est pas, au reste, sans danger pour les mères de se soustraire à cette loi; leur santé peut en être profondément altérée par la suite.

On conçoit que l'objet principal de l'allaitement maternel étant la santé de l'enfant, une nourriture étrangère ne peut être assimilée à sa propre substance, sans porter quelque dérangement dans l'harmonie des fonctions vitales, et ses dérangements peuvent devenir la cause de maladies. D'ailleurs, n'est-il pas évident que le lait, déjà vieux, d'une nourrice est trop épais et trop substantiel pour un estomac délicat qui essaie ses forces et qui commence ses fonctions. Sous tous les rapports, le lait de la mère est donc celui qui convient le mieux à l'enfant.

Indépendamment des influences bienfaisantes du lait maternel, il faut encore que ce précieux liquide soit donné à propos et en quantité suffisante : une mère peut seule s'assujettir à présenter à temps fixé le sein à son enfant ; une nourrice, au contraire, se règle moins sur les besoins du nouvel être que sur ses propres occupations. Après avoir laissé l'enfant souffrir de la faim quelquefois pendant long-temps, elle lui donne ensuite un lait trop abondant pour qu'il n'en soit pas incommodé, et de ces intempérances naissent le plus grand nombre des maladies qui accablent le premier âge.

La mère qui se trouve dans un état de santé satisfaisant et qui abandonne son enfant pour le livrer à une étrangère, rompt ce lien si doux d'affection et d'amour avec lequel la nature attache l'âme des enfants à celle des parents, ou du moins elle l'affaiblit et le relâche tellement, que bientôt l'enfant ne connaît plus que le sein qui l'allaite : sentiments d'affection, caresses, tout est pour la nourrice. La véritable mère ne recueille que l'indifférence et l'oubli.

L'âge que doit avoir une mère-nourrice ne peut être rigoureusement fixé. La nature en rendant une femme féconde lui accorde en même temps le moyen de fournir une nourriture suffisante à l'enfant. Cependant les femmes trop jeunes ou trop âgées ne nourrissent point constamment aussi bien que celles d'un âge intermédiaire. L'âge le plus convenable est de vingt-cinq à quarante ans ; pendant cet intervalle, le corps est moins exposé à éprouver des révolutions.

Les femmes douées d'une bonne santé, d'un tempérament sanguin, seront toujours meilleures nourrices que celles d'une constitution lymphatique ; mais la délicatesse dans la constitution n'est cependant pas une cause suffisante pour exclure de l'allaitement ; car le lait de la mère est tellement la nourriture par excellence que l'on puisse offrir au nouveau-né, que l'on voit fréquemment des femmes dont le lait était d'une qualité médiocre avoir cependant des nourrissons d'une santé florissante.

Les mères qui veulent continuer à fréquenter les bals, les assemblées, les spectacles, devraient renoncer à nourrir ; ce genre de vie n'est pas compatible avec l'allaitement : des passions douces sont aussi essentielles à une nourrice qu'un bon caractère.

Il est des femmes qu'il serait cependant injuste d'accuser lorsqu'elles ne remplissent point les devoirs de la maternité. Des maris leur imposent l'obligation de ne point allaiter, soit parce que les cris continuels de l'enfant les ennuient, soit que leurs occupations y mettent obstacle.

Le nouveau-né doit être présenté au sein maternel peu d'heures après sa naissance; c'est une erreur populaire qui n'est pas sans danger, de croire qu'il soit nécessaire que la fièvre de lait se déclare. Les cris, les vagissements de l'enfant, les mouvements de succion qu'il exécute avec force feront assez connaître le besoin qu'il éprouve. Le premier lait que l'enfant tire de la mamelle est séreux et tenu; il remplit plusieurs indications : la première est de lui présenter un aliment de facile digestion, dont les qualités nutritives soient proportionnées aux besoins qu'il éprouve; en second lieu, il lubréfie le canal alimentaire, dissout les matières qu'il contient, et favorise l'expulsion du *méconium*. C'est en grande partie parce qu'il prive de ces avantages que l'allaitement mercenaire est souvent funeste.

Dans les premières semaines qui suivent sa

naissance, l'enfant tette peu et souvent. A mesure qu'il se fortifie et que le lait devient plus riche en matériaux alibiles, il demande plus rarement le mamelon ; c'est alors le moment de régler les heures auxquelles on doit donner à tetter, si toutefois la constitution de l'enfant peut le supporter.

On ne doit se permettre de lui faire prendre quelque nourriture supplémentaire que lorsque la faiblesse de la mère ou quelque influence débilitante l'exige. Dans ce cas, les premiers aliments que l'on devra donner seront des crêmes de pain ou de biscottes, et des fécules mêlées avec du lait ou du bouillon gras ; mais, tant que l'enfant acquerra de la vigueur et de l'embonpoint, le lait de la mère suffit, et il ne faudra point augmenter sa nourriture.

En général, les femmes qui allaitent ne sont point tenues au même régime que celles qui s'en abstiennent, elles pourront manger plus tôt et n'auront pas besoin de se soumettre à une sorte de traitement auquel il est nécessaire d'avoir recours pour prévenir les effets de la pléthore laiteuse si redoutable chez les femmes qui ne nourrissent pas.

Quand l'époque de la fièvre de lait sera passée, on pourra accorder aux nourrices quelques aliments substantiels, tels que des viandes blanches et des végétaux, on permettra même un peu de vin et insensiblement l'on augmentera la quantité de nourriture, et on la variera, en évitant toujours soigneusement de faire usage d'aliments âcres et salés et de tous assaisonnements trop stimulants. La tempérance est un précepte qu'une nourrice ne doit jamais enfreindre, et elle devra toujours préférer les mets simples et de bonne qualité.

Pendant l'allaitement les liqueurs fortes et spiritueuses doivent être entièrement proscrites, l'eau pure ou l'eau rougie avec du bon vin, est la boisson qui convient le mieux; la bierre peut aussi être utile; mais les infusions théiformes et le café ne sont en aucune manière salutaires, et deviennent le plus souvent nuisibles; car, tout ce qui est capable de porter quelque excitation sur le système nerveux est éminemment pernicieux aux nourrices, et par suite à leur nourrisson.

La position la plus favorable pour donner le sein à l'enfant est le décubitus sur le côté

et sur un plan oblique, de manière que la tête
soit toujours plus élevée que les pieds. Comme,
chez l'enfant, toutes les forces se portent vers
l'encéphale, si on le tient différemment pour
lui donner à téter, on s'expose à ce qu'il lui
arrive divers accidents, tels que la toux, le vo-
missement, etc.

DU CHOIX DES NOURRICES.

Si les femmes qui deviennent mères ne
sont pas dans les conditions voulues pour
faire de bonnes nourrices, si leur constitution
fesait craindre pour leur santé, nul doute
qu'il ne fallût avoir recours à un lait étranger;
mais comme celui-ci influe sur le développement du corps et par suite sur le moral de
l'enfant, on voit combien on doit apporter de
soins à s'assurer de la santé, du caractère et
de la moralité de la nourrice.

On choisira de préférence une nourrice depuis l'âge de vingt-quatre à trente-six ans; il
faudra nécessairement qu'elle jouisse d'une
bonne santé, qu'elle ne soit ni trop grasse ni

trop maigre, qu'elle ait de la gaîté et de l'en-
jouement, que sa bouche soit fraîche et son
haleine douce. Son sein devra être propor-
tionné et le bout du mamelon bien fait. La
femme modérément brune sera préférée à
celle qui sera blonde, et l'on fera sagement
en rejetant celle qui est rousse (ordinairement méchante), et dont la transpiration a
une forte odeur; de même que celle qui est
sujette aux éruptions cutanées, aux flueurs
blanches; qui a des glandes engorgées, enfin
elle devra être de bonnes mœurs, d'un caractère doux et patient, et d'un tempérament sobre.

Le lait d'une bonne nourrice ne doit être ni
trop séreux, ni trop épais ; mais doux et sucré; sa couleur doit présenter une teinte légèrement bleuâtre. Pour juger s'il a la consistance requise, il faut en faire tomber quelques
gouttes sur l'ongle ou sur une glace. Ces
gouttes devront faire la perle et ne pas trop
s'écarter, ni laisser des traces d'eau après elles,
lorsqu'on les fait couler. On a encore conseillé
de tirer du lait dans une cuiller d'argent et de
le faire bouillir, afin de voir s'il tourne ou non;
dans ce dernier cas, il serait jugé convenable.

Tous ces moyens sont bons jusqu'à un certain
point; mais il faut faire attention que la consistance et les qualités du lait changent à raison de l'époque de l'accouchement. Le lait
d'une femme nouvellement accouchée est plus
séreux, moins épais que celui d'une femme
qui l'est depuis long-temps. Le meilleur lait
soumis à l'ébullition peut quelquefois se gru-
meler, tandis que le plus mauvais ne se coa-
gulera pas; en sorte que cette expérience ne
doit être concluante qu'autant qu'elle aura
été répétée plusieurs fois. D'ailleurs, nous
pensons que la saveur et l'odorat font connaître plus sûrement les qualités du lait que
l'ébullition. Pour gouter le lait, on doit se
rincer la bouche et avoir attention que la
nourrice soit à jeun, ou du moins qu'elle ait
pris son repas depuis plusieurs heures, autrement il participerait de l'odeur et de la saveur
des aliments dont elle a fait usage.

Il faut que l'époque à laquelle la nourrice
est accouchée, coïncide autant que possible
avec celle de la naissance de son nourrisson,
autrement si l'on donne à l'enfant qui vient
de naître une nourrice accouchée depuis long-
temps, son lait sera trop épais, trop nourris-

sant, et les forces de l'estomac de l'enfant seront insuffisantes pour le digérer. Lorsque au contraire, le nourrisson sera déjà fort et la nourrice nouvellement accouchée, son lait sera trop délayé, point substantiel, et alors l'enfant dépérirait, si l'on n'y suppléait par d'autres aliments.

Si donc l'on se trouvait dans la nécessité de donner à un nouveau-né le lait d'une nourrice allaitant depuis long-temps, il faudrait la mettre à un régime atténuant, capable de donner moins de corps et plus de fluidité à son lait; à cet effet, on lui conseillerait l'usage d'une boisson délayante, telle que la tisane d'orge, le petit lait ou l'eau de veau, et on lui prescrirait une nourriture végétale; mais si l'enfant déjà fort avait besoin, comme nous l'avons déjà dit, d'un lait plus épais, il conviendrait alors d'ordonner le régime animal, et puis de recommander l'exercice, comme moyen propre à augmenter la consistance des fluides. L'exercice, en fortifiant le corps, contribue à donner au lait de meilleures qualités.

On doit aussi porter son attention sur le local où habite la nourrice; car, les lieux bas et humides, l'insalubrité des rues trop étroites, donnent au lait une mauvaise qualité.

Les nourrices que l'on fait venir de la campagne pour demeurer à la ville, qui passent d'une vie laborieuse à une vie oisive, et d'un régime sobre, végétal à une nourriture animale, abondante, deviennent sujettes aux affections gastriques. Pour éviter cet inconvénient, il faut avoir le soin de ne les faire passer que par degrés au régime animal, et prendre garde qu'elles ne mangent pas trop dans les commencements, comme aussi il faut occuper à quelques travaux dans l'intérieur de la maison celles qui avaient l'habitude de travailler beaucoup.

La nature des aliments influe sur celle du lait; chez les animaux ce liquide prend l'odeur et la saveur des pâturages dans lesquels ils ont vécu. Lorsque l'on veut modifier la manière d'être d'un enfant qui est à la mamelle, il suffit d'agir sur la mère pour pouvoir presque à volonté imprimer à son lait différentes propriétés médicamenteuses; d'après cela, les nourrices doivent sentir aisément la nécessité d'être sobres sur la quantité et le choix des aliments qu'elles prennent. Les liqueurs fortes, le vin pur pris habituellement donnent au lait un caractère d'âcreté qui nuit à l'enfant. Les aliments qui dégagent beaucoup d'air pendant la digestion, comme les haricots, les choux, etc., leur occasionnent des coliques : l'usage constant des viandes salées donne aussi un lait de mauvaise qualité. En général, une nourriture douce, plutôt animale que végétale, aidée d'une boisson muqueuse abondante, comme l'eau de gruau ou d'orge, ou bien gélatineuse comme l'eau de poulet, de veau, est le meilleur régime que puisse suivre une nourrice qui se porte bien.

Il faut qu'une femme qui nourrit ait l'attention de ne jamais donner le sein lorsqu'elle vient de se mettre en colère ; quand elle a été vivement affectée par un chagrin inattendu ou par une joie excessive. Rien n'agit si promptement sur le lait et n'est plus propre à en changer les propriétés que les affections morales.

Quoique le besoin ne soit pas le même chez tous les enfants, que l'on ne puisse pas adopter des règles exclusives applicables à tous indistinctement, on peut cependant, en général, quand ils se portent bien, les habituer à tetter à peu près aux mêmes heures. Les repas doivent être plus fréquents chez les enfants ; parce que l'assimilation est plus prompte ; mais il est cependant certain que chez eux comme chez les adultes, la fréquence des repas nuit au travail de la digestion : il faut au moins trois ou quatre heures pour que cette dernière s'accomplisse, même chez les enfants ; or, c'est un principe généralement admis que l'on ne doit jamais prendre de nouvelle nourriture que la première ne soit digérée.

Au bout d'un certain temps, on habituera l'enfant à ne se réveiller que deux fois pendant la nuit : la première au moment où la mère se couche, et la seconde à l'instant de son réveil. Par ce moyen, la nourrice pourra reposer sans que son enfant en souffre, ce qui est un point important ; car si la mère ne dort pas bien, son lait s'altère.

Les pleurs et les cris de l'enfant ne sont pas toujours l'indice du besoin d'aliments ; ils peuvent tenir à d'autres causes ; ainsi il n'a qu'à être sali par ses excréments, froissé par ses langes, piqué par des épingles ou avoir froid : son estomac peut aussi être surchargé par trop d'aliments ; c'est à la nourrice à étudier ses mouvements ; elle aura bientôt, pour peu qu'elle soit attentive et intelligente; apprécié par ses yeux et par ses gestes si l'enfant a faim.

La nourrice ne doit donner à tetter que plusieurs heures après le repas, pour que le lait soit doux et nutritif : ce n'est que lorsque le nourrisson est malade qu'elle doit l'allaiter immédiatement après avoir mangé et bu.

Quand l'enfant n'a pas pris le sein depuis long-temps, il saisit le mamelon avec avidité, il remplit trop sa bouche, et si le besoin de respirer vient à se faire sentir avant qu'il ait avalé, quelques gouttes de liquide peuvent tomber dans la trachée-artère et produire une toux violente ; c'est dans ce cas que la nourrice devra modérer sa gourmandise en lui retirant le mamelon de la bouche, afin de ne pas l'exposer à être suffoqué.

DE L'ALLAITEMENT ARTIFICIEL.

Quoique la possibilité de nourrir les enfants artificiellement soit bien prouvée par l'observation, on ne doit cependant y recourir que lorsque l'allaitement maternel n'est point dans les choses possibles, ou bien que des circon-

stances empêchent de donner à l'enfant une
nourrice étrangère, dont le lait est toujours
préférable à celui des animaux.

Lorsque l'on est forcé d'employer le lait des
animaux domestiques, c'est à celui de vache
ou de chèvre que l'on donne généralement la
préférence; cependant l'analyse chimique nous
apprend que le lait de l'ânesse et celui de la
jument sont ceux qui se rapprochent le plus
de celui de la femme, remarquable surtout par
sa saveur sucrée ; ils sont les plus abondants
en parties séreuses et salines : les parties bu-
tireuses et caséeuses dominent dans le lait de
la vache, de la chèvre et de la brébis , tandis
qu'elles sont en petite quantité dans celui de
la femme.

Les anciens nous avaient transmis quelques
idées très exagérées sur les effets qu'ils croyaient
résulter dans les inclinations et sur le caractère
des enfants, suivant la nature du lait qu'on
leur avait donné; cependant il n'en est pas
moins constant que les divers laits produisent
sur la constitution physique certaines impressions qui peuvent persister toute la vie : ainsi,
les enfants que l'on nourrit avec du lait de
de vache sont plus lents, moins gais que ceux

qui sont nourris avec du lait de chèvre, tandis que ce dernier lait leur donne trop d'activité ; il leur cause souvent de l'insomnie, et ne convient qu'à ceux qui ont eu des parents scrofuleux ou qui sont eux-mêmes sujets à quelques maladies dépendant du système lymphatique. Au total, le lait de vache étant plus abondant, et presque de toutes les saisons, en outre plus riche en sérum et en sucre, conséquemment plus léger que celui de chèvre, il doit mériter la préférence, surtout lorsqu'il est fourni par des animaux sains et bien nourris. Lorsque les vaches vont chercher leur nourriture dans les champs, elles donnent un lait meilleur que lorsqu'elles sont nourries à l'étable. Le lait de brebis plus nourrissant que celui de vache et de chèvre, peut au besoin les remplacer ; mais, en raison de ses propriétés nutritives, il ne conviendrait point d'abord aux nouveau-nés dont l'estomac est plus délicat ; il serait cependant salutaire aux enfants faibles qui dès la naissance auraient eu une mauvaise nourriture.

En général, le lait pur ne convient point à un enfant nouveau-né, par ce qu'il est trop dense : il faut le couper dans diverses proportions avec un liquide délayant, selon l'âge et la force de l'estomac, afin d'imiter la marche que la nature suit dans la formation du lait dans les mamelles de la mère.

Pour couper le lait, on se sert ordinairement d'une décoction d'orge, de gruau, de guimauve. Le lait coupé avec du petit lait, préparé sans acide, est aussi convenable et même préférable à cause de la partie sucrée qui y abonde, ce qui le rapproche davantage du lait de la femme. (1)

Il sera bon, pendant le premier mois, de couper le lait avec deux tiers du liquide que l'on emploiera, et à mesure que les forces digestives augmentent, on diminue la quantité du fluide aqueux. Ainsi, du deuxième au troisième mois, on doit mettre moitié lait; du troisième au cinquième, et même au sixième trois quart de lait, enfin on accoutumera par gradation insensible l'estomac à digérer le lait

(1) Pour préparer ce petit lait on prend du lait récemment trait, on y mêle des œufs frais que l'on bat bien avec le liquide, on le fait bouillir sur un feu modéré, et dès que le coagulum s'est formé, on jette le tout sur un filtre ; par ce moyen on obtient un petit lait très doux, excellente nourriture pour l'enfant.

pur que l'on aura soin de faire chauffer chaque fois au bain-marie, et de donner à la température de 23 degrés R. qui est celle du lait nouvellement trait.

Lorsque l'on donne le lait coupé, on doit seulement faire chauffer le liquide que l'on a adopté, de manière à ce qu'il offre la température que nous venons d'indiquer, après quoi on y étend le lait dans la crainte qu'en chauffant, celui-ci ne contracte un mauvais goût.

La provision de l'enfant sera renouvelée au moins deux fois par jour, et quant à la quantité de lait qu'il devra prendre, ainsi qu'aux heures auxquelles il faudra le lui donner; il faut avoir égard à son âge, et se rapprocher, autant que possible, de ce qui a lieu lorsque l'enfant prend le lait à la mamelle.

Le lait des animaux varie selon qu'ils prennent la nourriture en plein air, suivant la nature des pâturages dont ils se nourrissent. Il est bien préférable pour l'enfant que le lait soit constamment fourni par le même animal, s'il y a possibilité; c'est du moins ce que l'on doit s'efforcer de trouver.

Pour faire boire l'enfant on emploie le biberon ou la cuiller, même un verre : le prémier est préférable. On conseille généralement de garnir le goulot de la petite bouteille d'une éponge fine (1) qui représente la forme allongée du mamelon ; on la recouvre ordinairement d'un linge de toile très fine. Il faut la changer souvent et rincer aussi les bouteilles, de crainte que le lait qui y séjourne ne s'aigrisse.

La nourriture artificielle dont nous venons de parler ne suffit pas à tous les enfants, il en est qui, arrivés à trois ou quatre mois et à mesure qu'ils acquièrent des forces, ont besoin d'autres aliments conjointement avec le lait. Il est une espèce de crême de pain qui dans ce cas n'est pas sans avantage : voici la manière de la préparer.

On prend de la croûte de pain que l'on fait tremper dans l'eau pendant quelques heures, on la presse dans un linge et on la met dans un vase ; on la fait bouillir ensuite dans une quantité suffisante d'eau, ayant soin de remuer le tout de tems en tems avec une cuil-

______

(1) Je fais remplacer l'éponge par quelques raisins secs, dont on ôte les pepins ; leur saveur sucrée plaît davantage à l'enfant, et il opère la succion avec plus de plaisir.

ler, et d'y verser de l'eau chaude à mesure
qu'elle s'épaissit sur le feu. On y ajoute alors
une once de sucre par livre de pain, puis on
passe à travers un tamis et on la donne à l'enfant. Il ne faut faire chauffer cette crême
qu'autant qu'on en aura besoin.

DU SEVRAGE.

L'époque où il devient nécessaire de sevrer
l'enfant est subordonnée à une foule de circonstances; aussi n'est-il point d'âge que l'on
puisse fixer d'une manière invariable pour le
sevrage. L'enfant ne doit être privé du lait de
sa mère que lorsqu'il est en état de s'en passer : c'est-à-dire lorsqu'il digère des aliments
plus solides; tous ne peuvent donc l'être à la
même époque.

Les enfants qui sont robustes et vigoureux
seront sevrés plus tôt que ceux qui sont faibles
et délicats; chez ceux-ci, on pourra différer
le sevrage et continuer l'allaitement jusqu'à

un an et plus, tandis que chez les premiers on peut le terminer à huit ou dix mois : ainsi, l'âge le plus convenable pour le sevrage est depuis dix jusqu'à quatorze mois. L'enfant commence alors à faire la différence des aliments et il peut par le nombre de ses dents les triturer, les broyer et leur faire subir cette première préparation qui les rend plus faciles à digérer.

Il ne faut pas que le sevrage s'effectue subitement, il ne doit être que la cessation d'un des aliments de l'enfant et non le changement subit de sa manière d'être nourri. Le nourrisson y sera donc préparé de loin et accoutumé graduellement aux aliments qui conviennent le mieux à son âge. S'il est sain et bien développé, il s'accoutumera facilement à des aliments nouveaux ; mais cependant la prudence veut que l'on mette quelquefois plusieurs semaines pour le conduire au sacrifice que l'on exige de lui : ainsi pour commencer, sur le nombre de fois que la nourrice donne à téter, elle retranchera une fois par jour pendant une semaine ; plus tard, deux fois ; ainsi de suite jusqu'à ce que l'enfant ne tette plus qu'une fois dans la journée. La quantité de nourriture sera alors augmentée proportionnellement à la quantité de lait qui sera retranchée, et par ces précautions, l'estomac s'étant accoutumé par degrés, l'on arrivera à effectuer le sevrage sans accident.

La nature des substances alimentaires sera à peu près indifférente, cependant elles devront plutôt être à demi-liquides dans le principe et données en petite quantité à chaque repas.

DES ALIMENTS ET DES BOISSONS QUI CONVIENNENT AUX ENFANTS.

Le lait d'une mère ou d'une nourrice ne suffit pas toujours à l'enfant. Quelques mois après la naissance, certains ont besoin de plus d'aliments que n'en fournit le sein d'un grand nombre de femmes ; c'est alors que conjointement avec le lait on peut commencer à leur donner quelque nourriture ; mais on doit apporter le plus grand soin dans le choix et la préparation des aliments : car ils influent beaucoup sur la santé et sur la vie des enfants ;

ainsi rien n'est plus propre à détruire les forces de leur estomac, que ces bouillies épaisses,
faites avec de la farine de froment, dont on les
nourrit habituellement dans les campagnes et
souvent dans les villes. Cette colle, à peine
digérée, après avoir fermenté dans l'estomac,
occasionne des aigreurs, des coliques, le dé-
voiement, et passe dans l'économie sans être
décomposée et sans s'y assimiler, aussi doit-
on la proscrire et donner de préférence soit
des crèmes de pain, des panades de biscottes
faites au bouillon, ou à l'eau coupée avec du
lait et convenablement sucrées, soit de la se-
mouille très légère, préparée de la même manière.

Il règne parmi les gens du monde un pré-
jugé qui veut qu'après le sevrage on tienne les
enfants à l'usage des végétaux, quelquefois
pendant deux ou trois ans, parce que l'on croit
qu'à cet âge, la viande est contraire à la santé
et dès lors l'on conseille de les en priver comme
d'un aliment pernicieux, excepté cependant
dans le cas de marasme et de faiblesse ; c'est
une grave erreur, car nous naissons avec une
organisation mixte qui nous rend à la fois
herbivore et carnivore. On ne peut méconnai-

tre l'intention de la nature dans l'appareil digestif qu'elle nous a donné ; elle a voulu que nous nous nourrissions de la substance des végétaux, mais en même temps de la chair des animaux ; et d'ailleurs, pourquoi la viande serait-elle un aliment dangereux pour l'enfant? serait-ce parce que c'est de tous les aliments celui qui se digère le plus facilement, qui s'assimile le mieux , qui nourrit et fortifie davantage? ce ne sont pas là des raisons pour la proscrire.

Mais, dit-on, la viande engendre des vers, donne une mauvaise haleine et occasionne la putridité dans les premières voies ; c'est encore une erreur, car les vers ne s'engendrent que par la faiblesse du canal intestinal! La mauvaise haleine chez les enfants est presque toujours le résultat de saburres dans l'estomac, qui doivent également leur production à la faiblesse de cet organe ; et la putridité dépend le plus souvent d'une débilité générale : or, on ne peut point raisonnablement accuser les substances animales de produire de semblables effets, alors qu'elles fortifient et qu'elles exigent , en quelque sorte , moins de force pour être digérées et assimilées.

Les enfants doivent manger de la viande et qui plus est, il en est pour lesquels elle est d'une indispensable nécessité. Ainsi l'enfant qui est pâle, dont les chairs sont flasques, a besoin d'un régime animal ; la nature de ses parties se rapproche trop des végétaux ; il faut l'animaliser en lui donnant des sucs de viande.

Je ne veux pas dire cependant qu'il faille tenir exclusivement tous les enfants à un régime animal. Ce précepte est, bien entendu, subordonné aux circonstances dans lesquelles ils se trouvent, de même qu'à l'état de leur santé. Celui qui est fort, bien développé, qui a de l'énergie, a moins besoin du régime animal ; sa nourriture doit être variée et se composer indifféremment des aliments des deux règnes ; mais, en général, un régime exclusivement végétal ne convient pas à l'enfance et n'est pas propre à produire une constitution vigoureuse.

Il faut aussi que la boisson des enfants soit toujours en rapport avec le régime que l'on a intérêt à leur faire suivre. Ainsi l'eau ne convient pas à l'enfance dans tous les cas possibles ; il est des circonstances où elle deviendrait préjudiciable : par exemple, si un enfant est faible, que son estomac fasse mal ses fonctions, il a besoin d'une boisson plus tonique; il faut dans ce cas lui donner de l'eau rougie, quelquefois même un peu de vin pur; par ce moyen on facilite la digestion et l'on entretient l'énergie de l'estomac; mais il y a loin de ce que je viens de dire à l'habitude où l'on est dans certains pays de donner aux enfants des liqueurs spiritueuses. Ces boissons irritantes sont trop contraires à l'état de sensibilité des organes, et doivent être sévèrement proscrites.

Les enfants ont des caprices; ils prennent souvent en aversion tel ou tel aliment, et l'on est en général dans l'usage, pour leur faire vaincre cette répugnance de les punir et de les contraindre; mais cette aversion ne dépend pas toujours de leur volonté, et l'on doit se montrer indulgent; car les goûts changent avec l'âge et l'on voit tous les jours des enfants aimer naturellement en grandissant des aliments pour lesquels ils avaient de la répugnance lorsqu'ils étaient plus jeunes.

Les enfants ont besoin, proportion gardée, d'une nourriture plus abondante que les adultes, à cause du développement rapide qui se fait chez eux et de l'activité dont jouissent les organes de la digestion. La nature s'occupant alors particulièrement de la nutrition, emploie à leur accroissement la majeure partie des aliments qu'ils prennent ; de-là vient la faim qui les dévore sans cesse et la difficulté qu'ils ont de garder l'abstinence pendant long-temps (1).

A cet âge, les forces de la nature se dirigent vers la tête et particulièrement sur l'estomac comme étant l'organe qui a le plus d'énergie et qui joue le plus grand rôle dans l'économie; aussi doit-on éviter de faire observer aux enfants un régime trop sévère, en réprimant, quand il n'y a pas d'indication contraire, un appétit qui le plus souvent est le résultat d'un sentiment conservateur. Il faut aussi prendre garde de détourner par des études prématurées l'appareil des forces fixées sur le système gastrique; car jusqu'à l'âge de sept à huit ans, quelquefois plus tard, le cerveau ne jouit pas encore d'assez d'énergie pour le libre exercice des fonctions intellectuelles, et en attirant vers

____

(1) V. Hippocr. Aph. 13, art. 1

lui des forces que la nature employait plus utilement ailleurs, on nuit à la santé des enfants et l'on en fait des êtres faibles et valétudinaires.

⸺⋱●⦿●⋰⸻

ALIMENTS TIRÉS DU RÈGNE VÉGÉTAL.

Le règne végétal est le plus abondant en espèces alimentaires ; mais il est moins riche en éléments nutritifs et réparateurs que le règne animal. Le sucre, la gomme, la fécule, principes doux et sédatifs, en font la base.

Du pain. — Le froment, le seigle, l'orge sont les céréales qui conviennent le mieux pour la fabrication du pain ; les farines de ces graines pures ou mélangées, seront d'autant meilleures qu'elles seront récentes et sèches.

La farine du froment (*triticum æstivum*) contient plus de gluten, et, par cette raison, donne le meilleur pain : les farines de seigle (*secale cereale*), d'orge (*hordeum vulgare*) sont moins nourrissantes. En mélangeant celles-ci avec la première, dans la proportion d'un cinquième, on obtient le pain le plus agréable au goût.

Il faut que le pain soit bien cuit, sans cela il serait lourd et indigeste ; mais quand en le coupant, il laisse apercevoir des trous à peu près également distribués, il est, de toutes les préparations de céréales, le meilleur aliment, soit en soupe, soit en substance, aussi est-il le plus nécessaire aux enfants.

Des pâtisseries.—Ces composés, que le luxe et la gourmandise ont inventés, ne sauraient convenir aux enfants ; le défaut de ferment et la présence de corps gras en font une nourriture indigeste et, par cette raison, malsaine.

Des fruits. — L'avidité pour les fruits est telle chez les enfants, que presque tous aiment à les manger avant leur maturité ; aussi à combien d'indigestions cela ne les expose-t-il pas ? Comme base de toute nourriture, les fruits même de meilleure espèce ne sauraient suffire dans nos climats où il faut des aliments plus substantiels ; ils n'en sont pas moins d'un très-grand secours, et des accessoires précieux pour varier les mets, soit dans leur état naturel, soit après leur avoir fait subir quelques préparations pour corriger l'âpreté et l'acidité des uns , ou pour évaporer la grande quantité d'eau que renferment les autres. Les fruits rouges bien mûrs, d'un goût agréable et rafraîchissants, sont très bons pour les enfants; mais il n'en est pas de plus salutaires ni de meilleurs à leur santé que le raisin. La pomme de bonne espèce est le fruit dont ils se lassent le moins; il leur convient mieux que les pêches, les poires, les prunes, les abricots et surtout les noix, les amandes, les noisettes, etc. Les châtaignes cuites sont encore un excellent aliment ; car dans les lieux où on en récolte beaucoup, les enfants en font leur principale nourriture, et ils sont robustes et bien portants. Quelques fruits sont astringents, ce sont les coings, les néfles, les alises, les sorbes, etc ; il ne faut pas les donner aux enfants à discrétion, car ils ressèrent le ventre, et, par cette raison, ils pourraient leur être nuisibles.

Les cucurbitacées, telles que le concombre, la citrouille, le potiron ne se mangent qu'après la coction, ils sont sains et nourrissants; le melon, au contraire, ne convient nullement aux enfants.

Des légumes. —Sous cette dénomination on comprend les espèces potagères herbacées, telles que les épinards, les bettes, les asperges

les artichauts, etc.; puis les graines des lé-
gumineuses, ainsi les fèves, les haricots, les
lentilles, les pois dont on fait des purées fort
utiles aux enfants dans certains cas. Ensuite
les racines potagères, telles que les navets, les
carottes, les panais, la betterave, le salsifis, la
scorsonère, et quelques variétés de ces espèces, ainsi que la pomme de terre qui tient le
premier rang parmi les racines alimentaires;
ce tubercule peut, au besoin, tenir lieu de
toute autre nourriture. Enfin, il est encore
quelques espèces potagères qui n'entrent dans
la composition des mets que comme des assaisonnements, ce sont le persil, le cerfeuil, le
thym, les feuilles de laurier-cerise (1) qui,
en raison de leur odeur pénétrante et de leur
grande sapidité, ne sont point agréables au pa
lais des enfants. Il en est de même des plantes
bulbeuses potagères, de l'ail, des ognons, des
poiraux, de l'échalotte, des ciboules pour lesquels, en général, les enfants ont un dégoût
prononcé.

Les mets fortement épicés ne conviennent

(1) Le laurier-cerise a des qualités éminemment délétères, dues à la présence de l'acide prussique; il n'est
pas sans danger d'en faire usage.

nullement aux enfants, et les épices, telles que
le poivre , le girofle , la muscade, la canelle,
le gingembre doivent être sévèrement pros-
crits de leurs aliments.

Des champignons. — Cette famille de végétaux, dont beaucoup d'espèces sont alimentaires, ne convient pas, en général, aux enfants ; elle joint au parfum le plus suave le
poison le plus violent. Il y a tant d'espèces de
champignons, qu'il est difficile d'indiquer les
caractères qui doivent faire rechercher les uns
et repousser les autres. Celles qui offrent le
plus de sécurité se rencontrent dans les genres agaric, bolet, morille et truffe. Dans le premier de ces genres se trouve le champignon
de couche, l'oronge, le mouceron et le cou-
leuvré. Dans le second genre bolet on rencontre le ceps. Dans le genre morille on ne trouve
guère que le *phallus esculentus* ; enfin le plus
sapide et le plus recherché de tous est la
truffe qui convient encore moins aux enfants.

ALIMENTS TIRÉS DU RÈGNE ANIMAL.

Outre les principes nourrissants, tels que la gélatine et la fibrine, qui composent la plus grande partie des substances animales , un grand nombre d'autres à base salifiable s'y trouvent combinés, et donnent à ces substances une saveur très marquée et des qualités excitantes , aussi les aliments tirés du règne animal ne doivent être donnés aux enfants ni exclusivement ni en trop grande quantité.

Le lait de bonne qualité est désiré de tous les enfants ; il est plus sain que les diverses préparations que l'on en obtient, telles que le beurre, la crême et le fromage : ce dernier est l'aliment le moins salutaire que l'on puisse donner aux enfants, il paraît engendrer, dans certains cas, des affections vermineuses. Les œufs, surtout quand ils sont frais, sont une nourriture précieuse pour les enfants ; mais ils deviennent indigestes et nuisibles lorsqu'on les fait durcir.

Des Viandes. — Cette dénomination ne convient qu'à la chair des animaux à sang rouge et chaud et à ces masses composées principalement de muscles; celle des animaux domestiques volatils est la plus agréable au goût et la plus facile à digérer, c'est pour cela qu'elle convient mieux aux enfants; il faut cependant en excepter les chairs huileuses de l'oie et du canard.

La chair des mammifères est plus animalisée et plus succulente; par conséquent elle résiste davantage à l'estomac; on doit en excepter cependant les viandes de lait, celle du chevreau de l'agneau et du veau qui se rapprochent beaucoup de celle des volatils de basse-cour, et, par cette raison, conviennent mieux aux enfants que les viandes du bœuf et du mouton; ces dernières sont préférables en bouillon, au moins jusqu'à ce que l'estomac soit assez fort pour pouvoir les digérer: il faut y accoutumer les enfants graduellement afin de ne pas leur occasionner d'indigestions.

La chair de porc, contenant une grande quantité de graisse ou d'huile animale, beaucoup d'estomacs ne peuvent la digérer; en général elle est peu salutaire aux enfants; employée en charcuterie elle leur est nuisible à cause des nombreux assaisonnements qu'on y joint.

Le gibier ne convient pas non plus à cet âge, sa chair plus animalisée que celle des animaux domestiques est trop échauffante.

De tous temps, les viandes rôties ont été recommandées comme une excellente nourriture pour les enfants, et sous tous les rapports elles doivent être préférées aux ragoûts dans lesquels on mélange une foule d'ingrédiens, sinon nuisibles, du moins inutiles ; mais une nourriture purement animale, ainsi que nous l'avons dit, ne convient point aux enfants et d'autant moins encore qu'ils se rapprochent plus de la naissance.

Des Poissons. — Sous le rapport de leurs qualités substantielles, ils tiennent le milieu entre les végétaux et les animaux à sang rouge et chaud ; cette famille nombreuse est comme le centre où aboutissent tous les rayons de la sphère qui compose la nature vivante (1). Les espèces qui vivent et se multiplient dans l'eau douce sont moins nombreuses et moins nourrissantes que celles qui habitent l'Océan. Dans les fleuves, les étangs et les lacs de l'Europe, le genre cyprin est le plus abondant :

(1) Lacépède, *Hist. nat. des Poissons,* tom. 1.

il comprend la carpe, le barbeau, la tanche, la brême, l'ablette, le goujon, le gardon, le vairon, etc. Le brochet, la perche, l'anguille, la lote, la lamproie, la truite saumonée, la truite de rivière et le saumon sont presque les seules espèces que l'on rencontre dans les eaux fluviales. Les espèces de poissons de mer sont bien plus nombreuses; ainsi, sans même quitter les côtes de France, on trouve dans le genre gade, le merlan, le merlus (1), etc.; dans le genre pleuronecte, le grand turbot, la sole, la plie, la limande, le carrelet, etc. ; dans le genre clupée, le hareng, la sardine, l'alose, etc. Le genre des raies si abondant en espèces, le genre mulet qui renferme le rouget, le surmulet et le barbarin; enfin le congre, le thon, l'éperlan, et beaucoup d'autres poissons encore fort recherchés des gourmets.

Le poisson frais est d'une digestion facile, et convient parfaitement aux enfants; c'est une nourriture saine et bien préférable au poisson salé qui doit leur être sévèrement interdit.

Les molusques et les crustacées offrent aussi

---

(1) Dans ce genre se trouvent aussi toutes les morues

quelques aliments à l'homme ; ainsi la sèche, qui est d'un goût agréable. Parmi les testacées univalves alimentaires, on trouve le colimaçon et quelques strombes des rochers durs et coriaces. Dans les testacées bivalves, on a l'huître, le plus recherché de tous; les moules, aliment souvent dangereux , et les pétoncles. Parmi les crustacées on trouve la crevette, l'écrevisse de rivière, le homard et le crabe.

La grande activité de l'estomac pendant les premières années de la vie empêche d'astreindre les enfants à un ordre de régime touchant le nombre et l'heure des repas. Tout système de régularité ne convient qu'aux enfants qui déjà sont susceptibles d'apprécier les observations; c'est alors qu'il faut les accoutumer à la sobriété et à la tempérance.

DES BOISSONS.

Les enfants qui commencent à prendre des aliments solides ont souvent besoin de boire. L'eau, qu'en général ils préfèrent, est la boisson la plus naturelle et la meilleure; ce liquide est généralement répandu sur la surface du globe; tantôt rassemblé en masse, il forme les lacs, tantôt il coule en nappe sous le nom de fleuve, de rivière, ou bien il transsude à la surface de la terre pour former les fontaines.

L'eau se prend comme boisson, depuis la température de la glace fondante jusqu'à celle de 3o à 32 degrés du thermomètre centigrade. L'eau froide est tonique et propre à donner de l'énergie à l'estomac; pourvu que le corps ne soit pas en sueur; tandis que l'eau chaude affaiblit les forces digestives, et, par conséquent, amollit et énerve le corps : il ne faut donc pas faire chauffer l'eau que l'on donne aux enfants.

Par ses propriétés dissolvantes l'eau sert de véhicule à un grand nombre de substances et de principes avec lesquels on compose diverses boissons, telles sont la bière, l'hydromel, les limonades, les tisanes.

On prépare les bières avec les graines céréales germées qui, en cet état, développent du sucre, et passent à la fermentation vineuse. La bière ordinaire s'obtient avec l'orge auquel on joint une substance amère, telle que le houblon, le buis ou l'absinthe, etc. Quand le principe amer n'est pas abondant au point d'empêcher la fermentation vineuse, cette boisson est saine, nourrissante, rafraîchissante, et convient très bien aux enfants; elle est une ressource précieuse dans les contrées qui ne sont pas favorables à la vigne, et surtout dans les pays où l'eau est mauvaise.

Le miel dissous dans l'eau et passé à la fermentation vineuse forme l'hydromel, boisson qui convient aux enfants principalement pendant les fortes chaleurs.

Les limonades et les tisanes sont aussi des boissons très salutaires dans quelques occasions : on emploie ordinairement pour les premières certains fruits, tels que les citrons, les oranges, les groseilles, les cerises, l'épine-vinette, etc., et pour les secondes, l'orge, le chiendent, la réglisse, etc.

Les infusions de thé de Chine et de café étant éminemment stimulantes, ne sont pas sans inconvénient pour les enfants. Le thé indigène qui se compose d'une foule de simples n'a pas les mêmes inconvénients, et ne saurait être défendu.

Parmi les boissons alcooliques il faut comprendre le vin fait avec le jus de raisin, fruit du *vitis vinifera*, et les boissons qui proviennent des liquides qui sont susceptibles de passer à la fermentation vineuse. Les qualités du vin varient selon les climats, les espèces de raisins et la nature du sol; de là on les distingue en vins alcooliques, liquoreux et acidules.

Presque tous les enfants aiment le vin, et cette boisson peut être très salutaire à ceux qui sont d'une constitution débile et qui ont souffert pendant l'allaitement. Pris avec modération et coupé avec de l'eau, le vin de bonne qualité n'est nullement préjudiciable à la santé; il n'en est pas de même des boissons alcooliques distillées, telles que l'eau-de-vie de vin, de grain, de sucre (rhum), l'esprit de cerises (kirschen-wasser), etc., qui sont essentiellement nuisibles aux jeunes sujets.

Le cidre et le poiré faits avec le jus des pommes et des poires fermentées contiennent beaucoup d'acide malique et un principe acerbe qui cause des coliques et des flatuosités aux enfants; ces boissons énivrantes ne leur conviennent pas, cependant le cidre de bonne qualité est, sous tous les rapports, bien préférable au poiré.

DES SÉCRÉTIONS ET DES EXCRÉTIONS.

La sécrétion est une fonction organique qui consiste dans une élaboration particulière des matériaux du sang, d'où résulte la formation d'un liquide nouveau, tel que la bile, l'urine, le lait, la salive, etc. On nomme excrétion l'expulsion des matières devenues étrangères à l'économie, et dont la présence lui deviendrait nuisible ou inutile. Rien n'est plus favorable à l'harmonie de la santé que la juste proportion des sécrétions et des excrétions ; aussi elle ne peut se maintenir long-temps, si ces fonctions, ou plutôt les organes qui les exécutent viennent à se déranger.

La peau donne passage à un certain nombre de produits sécrétés dont les uns sont déposés sur l'épiderme et les autres se répandent dans l'atmosphère.

La transpiration cutanée est aussi désignée sous le nom de perspiration insensible, parce qu'étant continuellement absorbée par les vêtements et par l'atmosphère, elle ne laisse, pour ainsi dire, aucune trace de son existence. L'épiderme est percé d'une multitude d'ouvertures ou pores par où la matière de la transpiration s'échappe sans cesse. Cette excrétion est très variable, et peut, par sa suppression, être la cause de diverses affections, non pas de l'organe cutané, mais de ceux qui sont chargés de le suppléer : les vêtements de laine, l'exercice, l'usage des boissons chaudes, etc., contribuent à l'augmenter.

Certains enfants, principalement ceux qui ont les cheveux roux, ont une transpiration d'une odeur désagréable, chez d'autres les pieds suintent, et ont aussi une odeur très forte. Cette disposition exige une grande propreté du corps et des précautions pour empêcher la suppression de cette dernière excrétion qui, dans quelques cas, ne serait pas sans danger.

La sueur n'est que la transpiration dans un état d'exaltation, l'accélération de la circulation en est toujours la cause prochaine : ainsi, tout ce qui tend à précipiter la circulation générale, comme la course et toute espèce d'efforts, contribuera à la produire. Il en est de même de l'excitation de la peau, soit directe, soit sympathique, comme un air chaud, les frictions, etc. Les endroits où la sueur se montre le plus ordinairement sont les mains, les pieds, les aisselles, les aines, le front. Cette excrétion, comme toutes les autres, est spécialement subordonnée aux tempéraments, et d'autant plus facile, que les enfants sont plus jeunes; elle est d'un secours fréquent dans le traitement des maladies où elle fournit au médecin un puissant moyen de dérivation.

Sous plusieurs rapports, le poumon remplit des fonctions analogues à celles de la peau : par l'inspiration, il met en contact le sang avec l'atmosphère, et pendant l'expiration, il rejette la partie de l'air qui n'a pas été assimilée, ainsi qu'une vapeur abondante, qui est la transpiration pulmonaire; cette excrétion est de même nature, mais moins considérable que la transpiration cutanée.

Sécrétée par les reins et déposée dans la vessie, l'urine est le résidu des boissons et des aliments liquides qui, après avoir été absorbé dans l'estomac et l'intestin, après avoir circulé avec le sang, en sont éliminés comme inutiles à la nutrition. Cette excrétion étant formée d'une grande proportion d'eau, elle doit être d'autant plus abondante que les autres excrétions sont moins actives. Les urines suppléent donc, dans certains cas, à la diminution de la transpiration.

Les glandes sébacées sont destinées à sécréter une matière grasse destinée à entretenir la souplesse de la peau. On les rencontre principalement aux endroits où la peau forme des plis, est exposée à plus de frottements, et se trouve recouverte d'un plus grand nombre de poils. D'autres glandes analogues sécrètent aussi la chassie des paupières, le cerumen des oreilles, etc.

Une membrane que l'on nomme *muqueuse* à cause de la nature du fluide qu'elle sécrète, tapisse l'intérieur du canal alimentaire depuis la bouche jusqu'à l'anus, pénètre par le larynx jusque dans le poumon, et par le canal de l'urètre jusque dans la vessie, les urétères et les reins. La sécrétion muqueuse peut être augmentée, diminuée ou dépravée, ce qui annonce un état maladif de la membrane. Cette sécrétion est plus abondante chez les enfants, qu'à toute autre époque de la vie; elle produit les glaires si fréquentes à cet âge, et elle paraît favoriser chez eux la production des vers.

On désigne sous le nom de *catarrhe* l'inflammation des membranes muqueuses, et par des noms particuliers celle qui n'occupe que certains points de ces membranes ; ainsi on

nomme corysa l'irritation de la muqueuse ol-
factive, ophthalmie celle de la conjonctive, etc.

Le foie est l'organe sécréteur de la bile; c'est
le plus volumineux des viscères du bas-ventre :
il est situé sous le diaphragme, au-dessus de
la partie droite de l'estomac. En raison de ses
propriétés particulières, la bile est un des
agents les plus essentiels de la digestion.

Les aliments introduits dans l'estomac y
sont convertis en une pâte pulpeuse que l'on
appelle *chyme ;* arrivée dans l'intestin, cette
pâte y subit de nouvelles modifications, elle
s'y imprègne de bile ; la partie nutritive en est
séparée, elle est absorbée par un ordre particulier de vaisseaux, et portée sous le nom de
chyle dans le canal thoracique et dans la circulation sanguine; l'autre partie chemine dans
les intestins, poussée par le mouvement péri-
staltique de ces viscères, et après avoir été dé-
pouillée pendant sa marche de tout ce qui
peut servir à l'alimentation, elle va se déposer
dans les gros intestins où elle séjourne plus ou
moins long-temps, jusqu'à ce que, rassemblée
en une certaine quantité, elle détermine un
sentiment de pesanteur et de gêne, et fait naître le besoin de s'en débarrasser.

Les matières fécales comprennent non-seulement le résidu des aliments, mais encore celui des sécrétions qui se rendent dans le canal intestinal, et dont les plus considérables sont la bile et les mucosités ; en sorte que l'abondance et les qualités des selles dépendent non-seulement de la quantité et de l'espèce des aliments ingérés, et du travail plus ou moins parfait de la digestion stomacale et intestinale, mais encore des qualités de la bile et des mucosités ; c'est-à-dire de l'état du foie et de la membrane muqueuse intestinale.

Cette excrétion est très variable, selon les individus, surtout sous le rapport de la fréquence des évacuations ; il est des enfants comme des adultes, qui n'évacuent que tous les trois ou quatre jours, tandis que d'autres sont dans un état presque continuel de diarrhée. Pour certains qui digèrent avec facilité et sont doués d'un estomac et d'intestins puissants, leurs selles ont lieu régulièrement chaque jour, à peu près aux mêmes heures ; c'est même une bonne habitude que d'accoutumer les enfants à aller tous les matins à la selle.

Des excrétions trop liquides et trop fréquentes annoncent un estomac qui fait mal ses

fonctions, ou des intestins paresseux et susceptibles à la moindre variation atmosphéri-
que. La constipation habituelle est quelquefois sujette à des accidents variés; pour la
moindre cause le sang se porte tout à coup à
la tête, et détermine des céphalalgies, des sai-
gnements de nez, etc.

Des gaz ou vents remplissent souvent les
intestins et ballonnent le ventre en même
temps qu'ils occasionnent de fréquentes coliques. Leur production est extrêmement variable, selon les constitutions, les habitudes
et les aliments dont on a fait usage; ils sont
ordinairement le signe de mauvaise digestion,
ou du peu de ressort de l'intestin.

La salive coule en abondance pendant la
mastication, se mêle aux aliments solides, et
les dispose à être digérés plus facilement.

Il est une sécrétion qui doit aussi fixer particulièrement l'attention, lorsque l'enfant s'approche de l'époque de la puberté: c'est celle du
sperme dont l'excrétion trop fréquente peut
entraîner de graves accidents, et sur laquelle
on ne saurait trop appeler l'attention, parce
que bien que la quatorzième année soit à peu
près le temps que la nature a fixé pour cette

révolution, il arrive fréquemment que des circonstances particulières avancent cette époque.

DU SOMMEIL ET DE LA VEILLE.

Plus l'enfant est jeune, plus le sommeil lui est nécessaire ; les premiers temps de sa naissance y sont presque entièrement consacrés; car, à cette époque, son existence se borne à dormir et à digérer : mais à mesure qu'il acquiert des forces, son sommeil est moins prolongé, il commence à arrêter ses regards sur les corps qui l'environnent, et à se mettre en rapport avec eux. Dès ce moment s'ouvre pour lui une vie nouvelle, la vie des sensations ; c'est alors qu'il faut lui donner des habitudes qui, bien dirigées, rendront les soins qu'on lui porte plus faciles et plus convenables à la santé.

Bien que dans les premiers temps de la naissance l'enfant ait besoin de prendre plus souvent de la nourriture, ce besoin est moins pressant pendant la nuit que pendant le jour, et il suffit que sa mère lui donne le sein avant

de se coucher, et le matin de très bonne heure,
pour qu'il n'éprouve aucune privation. Dès
lors il sera bon de l'habituer, le plus tôt qu'on
le pourra, à ne point téter la nuit. L'enfant
élevé ainsi dormira d'un seul somme jusqu'au
matin et se réveillera de lui-même à l'heure
accoutumée.

On évitera de bercer les enfants pour les
endormir, outre que cet usage est assujétis-
sant, il n'est pas sans danger pour quelques-
uns. Le repos apparent qu'on leur procure de
cette manière ne paraît être qu'un étourdisse-
ment léthargique qui semble les plonger dans
la stupeur et l'accablement ; aussi cet état les
fatigue plutôt qu'ils ne les repose, et ils re-
commencent à crier dès que l'on cesse le mouvement. L'agitation que le bercement com-
munique doit agir sur leur cerveau de la même
manière que le roulis d'un vaisseau, le balancement en l'air, etc., agissent sur le nôtre,
et l'on sait que beaucoup de personnes ne peuvent le supporter.

Le sirop diacode que quelques personnes
sont dans l'habitude de donner aux enfants,
lorsqu'ils ne veulent point dormir, est pernicieux, non-seulement parce que s'ils en contrac-

tent l'habitude, ils ne peuvent point dormir sans en prendre, mais encore parce que ce médicament fait, à la longue, une impression fâcheuse sur le système nerveux.

Si le sommeil des enfants se prolongeait trop, c'est-à-dire si on avait besoin de les réveiller, soit pour les faire téter, ou autrement, il faudrait que ce fut avec la plus grande précaution.

Souvent les enfants crient et s'agitent pendant la nuit, sans qu'on puisse deviner la cause de leur inquiétude ; on croit alors que c'est par caprice qu'ils ne veulent point dormir, et c'est à tort ; car leurs cris ont toujours quelques motifs, et c'est parce que l'on ne sait pas les interpréter qu'on les accuse injustement. Ceux qui se portent bien, qui ne souffrent pas, que rien ne contrarie, ne pensent pas à pleurer. Il faut donc, lorsque cela a lieu, en chercher soigneusement la cause, et tâcher d'y porter remède. Souvent ce sont les langes ou les vêtements qui les gênent, une épingle qui les pique, un cordon trop serré qui les blesse ; enfin des coliques, des douleurs de dents, etc. peuvent être le sujet de leurs pleurs.

Après le sevrage, les enfants dorment moins

qu'avant, le développement des organes sen-
sitifs et le changement de nourriture apportent
ces modifications. L'excès du sommeil qui
provient aussi souvent de l'habitude que du
besoin a, à cet âge, une influence remarquable
sur le moral, et peut, par sa trop grande
continuité, transformer les plus heureuses
dispositions en une lourde stupidité.

L'influence du sommeil pendant les premières années de la vie est telle qu'il faut éviter d'en prolonger ou d'en abréger trop la durée ; mais on ne doit cependant pas oublier que
dans l'enfance le travail de la nutrition et le développement des organes rendent le sommeil
nécessaire (1).

La veille, en raison de sa courte durée dans
la première enfance, n'est alors qu'un état
secondaire et presque accidentel, puisqu'il
ne se manifeste que pour annoncer les besoins de l'enfant ; à mesure que celui-ci avance
en âge, le besoin du sommeil se fait de moins

(1) D'après M. Friedlander, les heures qui doivent
être affectées au sommeil selon les différents âges, sont
à 7 ans de 9 à 10 heures ; à 8 et 9 ans, 9 heures ; à 10 ans
de 8 à 9 heures ; à 11, 12 et 13 ans, huit heures ; enfin,
à 14 et 15 ans, 7 heures seraient suffisantes.

en moins sentir, il prédomine toutefois jusqu'à ce que l'enfant commence à participer à nos habitudes.

Il ne faut point surtout accoutumer les enfants à se coucher trop tard, car la veille nuit à leur santé; il sera bon, au contraire, de les faire coucher de bonne heure et lever matin.

⚬⚬⚬

DES MOYENS D'APPRENDRE A MARCHER AUX ENFANTS.

Nous avons dit que les premiers jours de la naissance devaient être consacrés au repos ; mais dès que l'enfant est assez fort pour être porté sur les bras, on doit le promener au grand air. Incapable de prendre de l'exercice par lui-même, il faut qu'il participe à celui que prend sa bonne ou sa nourrice.

A mesure que l'enfant acquiert des forces, il témoigne à la vérité par ses mouvements l'impatience de les essayer, mais on ne doit pas se presser de le faire marcher. Il faudra attendre qu'il soit assez robuste, et, afin de développer plus promptement en lui le système musculaire, il sera bon d'étendre un tapis par terre, de le coucher dessus plusieurs fois dans le jour, et de l'y laisser maître de tous ses mouvements. D'abord, il commencera à ramper sur le ventre, puis se tournera sur le dos et sur les côtés; quelque temps après, il marchera sur les mains, puis il pourra se lever, s'asseoir; enfin, il se promènera le long des meubles jusqu'à ce que, devenant plus hardi, il abandonne tout-à-fait ses soutiens; de cette manière sa marche sera déterminée, d'après la connaissance qu'il aura lui-même de ses forces. Au contraire, contraignant les enfants à marcher, comme on le fait tous les jours, sans s'inquiéter s'ils le peuvent, on leur occasionne des courbures dans les jambes, et on prolonge leur faiblesse : ainsi, toutes les fois qu'un enfant refuse de marcher, on ne doit point l'y contraindre, mais bien rechercher d'abord la cause de son refus, et si c'est la faiblesse qui en est l'empêchement, comme c'est ordinairement le cas, on doit employer les moyens propres à la combattre.

Quelquefois après qu'un enfant a marché, tout à coup son adresse l'abandonne, ses forces semblent s'éteindre, il répugne au mouvement, aux agitations, ses chûtes sont fréquentes, ses membres ne le soutiennent plus; cet état singulier, le désir du repos, cette difficulté de marcher, sont l'effet d'une crise d'accroissement qu'il ne faut pas troubler.

La plupart des moyens dont on se sert pour apprendre à marcher aux enfants sont insuffisants et les retardent plutôt que de les avancer. Les lisières et ces espèces de chariots dans lesquels on les place debout sont de ce nombre. Trouvant dans ces machines des points d'appui auxquels ils peuvent s'abandonner avec confiance, ils deviennent timides, dès qu'ils ne se sentent plus soutenus par elles, ou s'ils essaient de marcher, ils tombent plus souvent que ceux qui ont appris seuls, parce qu'ils savent moins bien conserver l'équilibre; aussi, l'emploi de ces moyens ne les dispense pas de faire leur apprentissage comme les autres, et n'a d'avantages réels que pour les parents dont ils servent la paresse en les débarrassant du soin de garder leurs enfants. Mais ce ne sont pas les seuls inconvénients que l'on puisse reprocher à la lisière ainsi qu'aux chariots. Ces machines ont encore le grave inconvénient de comprimer le thorax, et de laisser l'enfant trop long-temps sur ses jambes. Lorsqu'on le mène à la lisière et qu'il est faible ou fatigué, il se laisse aller, et s'appuie sur sa poitrine qui, par là, se trouve comprimée de tout le poids de son corps ; les mouvements de sa respiration sont gênés , et l'affaiblissement de l'organe pulmonaire peut en être la suite ; ses jambes ne pouvant plus le supporter fléchissent sous lui, il se jette irrégulièrement de côté et d'autre , et, dans cette position, on le traîne plutôt qu'il ne marche. Les chariots roulants offrent les mêmes inconvénients, mais d'une manière encore plus marquée. Ainsi qu'à la lisière, une fois que l'enfant est fatigué il se repose sur sa poitrine ou s'appuie sur ses aisselles auxquelles il abandonne le poids de son corps, ce qui lui élève les épaules, et lui donne une mauvaise position. C'est à l'aide de sa poitrine qu'il pousse devant lui son chariot, et qu'il se dirige ; rencontre-t-il quelque obstacle dans son chemin, s'accroche-t-il à quelque meuble, c'est encore le thorax qui supporte l'effort qu'il fait pour se débarrasser ; aussi cette partie est-elle toujours comprimée lorsqu'il marche (1).

(1) Nos relations avec M. Richardière, inspecteur des maisons de santé et de sevrage du département de la

Aussitôt que l'enfant marche seul, il devient l'instrument de tous ses mouvements, et son goût pour l'exercice est toujours le résultat de l'énergie de ses forces. C'est à cet âge, lorsqu'il ne fait, pour ainsi dire, que de naître aux sensations, qu'il faut étudier avec attention son physique, la direction de son moral, et savoir se servir de l'un pour agir sur l'autre. C'est lorsqu'il n'a point encore d'habitudes qu'il faut chercher à lui en donner de bonnes, à le fortifier, à l'endurcir contre les vicissitudes de l'atmosphère.

DU MOUVEMENT EN GÉNÉRAL.

Le mouvement que nous recevons avec la vie, et que nous perdons quand la mort vient, préside à toutes les fonctions de notre corps. La locomotion est l'acte par lequel nous nous

Seine, nous ont mis à même de savoir qu'il a imaginé un appareil destiné non seulement à guider les pas des enfants du premier âge ; mais encore propre à éviter tous les inconvénients que nous venons de signaler. Nous formons des vœux pour que cette utile invention soit bientôt livrée au public.

transportons d'un lieu dans un autre. Les
muscles en sont les organes actifs, les os, les ligaments, etc., en sont les instruments passifs.

C'est parce que nous sommes organisés pour
une vie agissante, que le mouvement doit être
considéré comme une loi qui nous est impo-
sée par la nature, et qu'il devient indispensable, surtout pendant le développement de l'organisation ; aussi remarque-t-on que l'enfance
qui n'a dautres règles que l'instinct naturel, se
livre à des mouvements continuels, à moins
qu'elle ne soit déjà sous le poids de quelque
maladie.

Les mouvements se divisent en généraux et
partiels, selon que la plupart des muscles ou
seulement ceux d'une partie du corps entrent
en action pour les produire. Les premiers
exercent leur influence, non-seulement sur
tout le système musculaire, mais encore sur
l'organisme en général : il sont destinés à agir
sur toute la constitution, tandis que les derniers n'ayant ordinairement d'autres effets que
de produire une augmentation de force et de volume dans les muscles en mouvement, ils seront
employés à fortifier ceux qui seraient trop faibles, et à faire disparaître ainsi des difformités.

DE L'EXERCICE.

On emploie le mot exercice pour désigner l'action des organes soumis à l'empire de la volonté.

La différence des âges et des tempéraments fait varier le degré d'utilité de l'exercice et son influence sur l'économie.

L'exercice, en accélérant tous les mouvements organiques rend les fonctions plus actives, et cause une stimulation générale d'autant plus considérable, qu'il est plus violent, aussi n'est-il pas convenable, dans tous les cas; il peut même quelquefois devenir nuisible : par exemple, les enfants d'une constitution faible ne peuvent supporter les fatigues qui conviennent à ceux qui sont bien constitués; dès lors, les exercices, même les plus légers, peuvent être contr'indiqués. Cependant, à moins que les maladies ne soient portées au point d'exiger un traitement médical, il est presque toujours possible d'accommoder le mouvement musculaire aux différents états du sujet, en ne passant que progressivement des exercices peu fatigants à d'autres qui le sont davantage.

Tous les exercices du corps ont été divisés par Galien et par ceux qui l'ont suivi en exercices *actifs* ou *spontanés* (1) et en *passifs*: quelques auteurs ont fait une troisième classe qu'ils ont nommé *mixtes*, ce qui veut dire, participant aux uns et aux autres. Tel est aussi l'ordre que nous suivrons.

DES EXERCICES ACTIFS.

Ces exercices en mettant en action le système musculaire , nécessitent en même temps le concours de l'innervation et de la circulation sans lesquels ils ne sauraient avoir lieu ; ces fonctions tenant sous leur dépendance immédiate toutes les autres fonctions de l'économie , les excitent à leur tour par la concordance mutuelle qui les unit.

Ils comprennent la marche , le saut , la course , la danse , la valse , la natation , la chasse, l'escrime, etc.

(1) Spontané signifie ici qui dépend de la volonté et non pas qui se fait sans elle.

De la marche. — C'est le plus simple et le plus naturel des exercices du corps ; elle est différente sous le rapport de ses résultats, selon qu'elle est plus ou moins rapide ; que les pas sont plus ou moins allongés ; que le sol sur lequel on l'exécute est ascendant, descendant ou horizontal, qu'il est mobile ou résistant ; qu'on se dirige en avant ou que l'on recule ; enfin, selon qu'elle dure plus ou moins long-temps ; dans tous les cas, elle n'est qu'une succession de pas.

Le premier effet de la marche est d'augmenter la contraction musculaire et consécutivement la circulation ; d'accélérer la respiration, d'imprimer à tous les viscères de légères secousses favorables à leur action ; aussi la promenade sera plus ou moins propice, suivant ses diverses circonstances,.et selon le lieu que l'on choisira. Certes, ses effets seront loin d'être les mêmes, si on se promène dans la campagne ou bien dans les rues d'une cité populeuse.

Du saut. — Il consiste principalement et le plus ordinairement dans le déploiement subit des articulations, opéré par la contraction brusque et instantanée des muscles extenscurs. Il développe les puissances locomotrices à un bien plus haut degré que la marche, même la plus prolongée : on peut le diviser en *saut simple, saut composé* et *saut compliqué*.

Le saut simple s'exécute par la seule contraction des muscles du corps qui, pour communiquer l'impulsion, ne prennent leur point d'appui que sur le sol, et par le moyen des pieds ; il se subdivise en *vertical* et *horizontal*, ou parabolique.

Le saut composé est celui dans lequel les membres thoraciques prennent, au moyen des mains, un point d'appui sur l'objet même qu'on se propose de franchir, l'impulsion étant préalablement communiquée au corps par les membres abdominaux. Cette espèce de saut exécuté de différentes manières, constitue une classe d'exercice à laquelle les gymnasiarques modernes donnent le nom de *voltige*, et qu'ils pratiquent sur un mât horizontal, ordinairement élevé à quatre pieds de terre.

Enfin, dans le saut compliqué, les membres thoraciques, après une impulsion préalable, communiquée au corps, prennent un point d'appui sur le sol, au moyen d'une longue perche.

Il y a encore le *saut en profondeur*, ainsi nommé par M. Clias, gymnasiarque de Berne; mais cet exercice n'exige point d'élan, et, par conséquent, ne peut constituer un saut. En effet, la personne qui s'y livre, fixée par une ou deux mains au revers d'une échelle inclinée, se laisse simplement tomber sur les pieds; son corps ne reçoit donc aucune impulsion, et obéit seulement aux lois de la pesanteur.

. Les enfants s'amusent à un autre espèce de saut, connu sous le nom de SAUT A *cloche-pied;* il est exécuté par l'un des membres abdominaux, l'autre restant dans la flexion.

De la course. — C'est la marche exécutée avec une grande rapidité; dirigée avec prudence, elle peut servir au développemeut des organes de la poitrine et à celui du système musculaire, surtout des extrémités inférieures; mais poussée jusqu'à l'excès, elle devient nuisible, principalement pour des sujets faibles, à poitrine étroite, ou disposés aux hémorrhagies, aux palpitations, etc.

La course est d'autant plus pénible et fatigante, et ses effets sur l'économie animale d'autant plus prononcés, qu'elle a lieu sur un plan plus ascendant ou plus descendant;

qu'elle est plus rapide et plus longue, etc.

L'exercice du *patin* est un des plus utiles que l'on puisse recommander, dans les climats assez rigoureux, pour le rendre praticable ; c'est un de ceux qui donnent au corps le plus de force, de souplesse et de grâces.

De la danse. — Il faut que la danse soit naturelle à l'homme ; car non-seulement on la trouve en usage chez tous les peuples anciens, mais encore chez les nations non civilisées. On ne peut disconvenir qu'exigeant une multitude de gestes et de mouvements, la danse ne concoure avec efficacité au développement des formes, des grâces et de la santé.

Les modifications organiques qui résultent de la danse varient selon qu'elle exige plus ou moins d'efforts, et qu'elle est plus ou moins répétée. C'est aux muscles des jambes, des cuisses et de la partie inférieure du tronc qu'elle donne le plus de développement.

La danse, pour être utile à la santé, devrait être exécutée après le repas, et ne pas se prolonger dans la nuit ; en plein air, elle est plus salutaire que dans des endroits peu spacieux, clos, chauffés et éclairés, où il y a souvent dix fois plus de monde qu'il n'en faut. Les

anciens plus habiles que nous dans leur manière de vivre, et possédant jusqu'à l'art de
faire servir les plaisirs même des sens à la vigueur corporelle, ne transgressaient jamais,
dans leurs exercices gymnastiques, les lois
sévères de l'hygiène ; leurs danses avaient lieu
le jour et en plein air sur les grandes places
publiques (*plateæ publicæ*).

La valse a l'inconvénient d'échauffer le corps
considérablement, et de le laisser exposé à un
refroidissement subit. Elle a pour résultat de
donner une grande vigueur aux membres in-
férieurs, à raison de l'extension forcée dans laquelle ils se trouvent pendant toute la durée
de cet exercice ; elle excite vivement la circulation par l'effet des mouvements rapides
qu'elle exige, et la sueur qui couvre le corps,
après sa cessation, indique combien elle est
fatigante.

De la natation. — C'est sans aucune com-
paraison l'exercice le plus utile, le plus avantageux et le plus agréable auquel on puisse se
livrer. Les Grecs et les Romains en faisaient
un si grand cas, qu'ils semblaient presque le
regarder comme aussi essentiel à l'éducation
que la connaissance de l'alphabet. Tout est

profit dans ce salutaire exercice ; car aux modifications profondes qu'imprime à l'économie animale, les actes locomoteurs qu'exigent les divers modes de natation, il faut joindre encore les effets non moins remarquables du bain froid dont l'effet tonique se fait sentir promptement.

Il existe une multitude de façons de nager, et l'influence qu'exerce la natation sur le système musculaire change suivant le procédé que l'on emploie, et selon que les nageurs varient leurs positions et leurs mouvements ; aussi, serait-il superflu de les décrire tous.

Les principaux sont : la *natation en brasse*, mode le plus ordinaire, qui s'exécute le corps placé à fleur d'eau, et couché horizontalement sur le ventre. La *natation sur le dos*, dont le procédé consiste à fléchir les membres abdominaux, en réunissant les talons, en tournant la pointe des pieds en dehors, et à les étendre ensuite subitement en les écartant. La natation appelée *la coupe*, façon de nager pleine de grâce et de noblesse par laquelle l'homme semble dominer les flots ; les bras sortent tour-à-tour hors de l'eau dont ils frappent la surface à coups redoublés, l'un d'eux dirigé

en avant rompt le fil du liquide, tandis que
l'autre, dirigé en arrière, le repousse et vient
de suite reprendre la place du premier en dé-
crivant une moitié de cercle hors de l'eau.
La natation sur le dos, dite *la planche*, dans laquelle les membres n'exécutent aucun mouvement; les parois de la poitrine, presque toujours éloignées de leur axe, laissent pénétrer
dans les vésicules pulmonaires une grande
masse d'air que le nageur ne renouvelle qu'à
de longs intervalles. Tout le corps maintenu
par les extenseurs dans une rectitude parfaite,
est horizontalement étendu sur l'eau dont le
cours devient pour lui le seul agent d'impulsion.

Il n'est pas indifférent que les enfants se livrent à la natation dans toutes les saisons, par
tous les temps et dans tous les lieux. On devra veiller aussi à ce que la digestion soit
parfaitement achevée, que la transpiration
n'ait point lieu, quelque peu abondante
qu'elle soit, et que ceux qui sont sujets aux
crampes se baignent dans des endroits où il
n'y ait aucun danger à courir.

De la chasse. — Elle a été regardée par
tous les peuples comme un des exercices les

plus utiles, non-seulement pour l'individu qu'il fortifie, dont il développe les sens et l'organisme entier, mais encore pour la patrie à laquelle il prépare de robustes défenseurs. Obligé de franchir des obstacles nombreux qni s'opposent à son passage, le chasseur devient agile et adroit ; suspendu sur des rocs escarpés, il s'habitue à mesurer sans effroi le précipice ouvert sous ses pas. Son appétit est toujours vif, sa digestion toujours active et complète ; la circulation, la respiration suivent aussi cette augmentation d'énergie ; mais ce sont surtout les organes locomoteurs qui sont influencés de la manière la plus heureuse par l'exercice qui nous occupe.

L'espèce de chasse au bois, connue sous le nom d'*affut*, dans laquelle on est contraint d'observer pendant des heures entières le plus rigoureux silence, et, conséquemment, de rester dans l'immobilité la plus parfaite ; celle au marais, dite *passée*, dans laquelle, à l'époque des premières gelées, et au milieu des brouillards, le chasseur attend, dans une inaction presque complète, le passage du gibier de mer, exposent aux douleurs, aux catarrhes, etc., en un mot, aux affections que produit pour l'ordinaire, l'application du froid humide de la surface du corps.

Ce que nous venons de dire en dernier lieu pour la chasse convient également à la pêche dont nous ne nous occuperons pas.

De l'escrime. — Cet exercice se nommait hoplomachie (1) chez les anciens Grecs ; il se pratiquait de différentes manières.

L'escrime exige un tel concours d'efforts, qu'il introduit dans l'organisme de profondes sensations; mais la nutrition qu'il augmente dans les puissances locomotrices n'est pas départie d'une manière uniforme. On a observé que le membre thoracique droit et le membre abdominal du même côté acquéraient un volume supérieur, chez le sujet qui faisait des armes de la main droite, à celui des membres du côté opposé, et que l'inverse avait lieu dans le cas contraire. L'escrime est donc très avantageux pour les jeunes gens, si l'on a, par exemple, à combattre une faiblesse relative dans une des moitiés du corps, pourvu toutefois qu'elle ne dépendît pas d'une affection

(1) Hoplomachie vient d'ὅπλον, arme et de μάχη, combat.

locale de la partie de l'encéphale qui préside aux mouvements.

Il est encore un grand nombre d'exercices actifs, tels que le *mail*, le *palet*, les *quilles*, les *boules*, la *paume*, la *balle*, le *ballon*, le *volant*, le *billard*, le *jeu de la corde*, le *cerceau*, etc. La plupart de ces exercices jouissent des mêmes propriétés que ceux que nous venons d'exposer. Dans presque tous, les extrémités supérieures sont plus exercées que les inférieures, ce qui les rend très propres à développer le thorax et les organes qu'il renferme ; les quatre derniers ont l'avantage de pouvoir être aussi pratiqués par les jeunes personnes, ils sont très utiles et l'on ne saurait trop en recommander l'usage.

L'action de parler, la lecture à haute voix, le chant et la déclamation, sont des exercices partiels qui contribuent aussi, plus qu'on ne pense, à l'entretien de la santé.

DES EXERCICES PASSIFS.

Dans ces exercices ce n'est plus la contraction d'un ou de plusieurs muscles, qui met en jeu les autres organes comme dans les exercices actifs, ce sont des secousses imprimées par une force étrangère, extérieure, qui détermine le mouvement de tous les viscères, comme dans la promenade en voiture, la litière et la chaise à porteur, dans la navigation, etc.

De la progression en voiture. — Il n'est pas indifférent de prendre l'exercice dans toute espèce de voiture. Il est évident que l'effet sera d'autant plus prononcé qu'elle sera plus mal suspendue. Les ressorts élastiques sur lesquels sont portées les caisses des carosses amortissent le choc en décomposant le mouvement communiqué, et l'ébranlement qui en résulte est beaucoup moindre.

L'exercice en voiture est essentiellement tonique et peu excitant, de même que la plupart des exercices passifs dont il doit être regardé comme le prototype. Il convient aux enfants faibles, convalescents, à ceux chez lesquels la constitution est caractérisée par l'atonie des divers appareils ; mais principalement en attendant qu'ils puissent se livrer à un exercice plus actif.

De la litière et de la chaise à porteurs.—Nous n'en parlerons que pour mémoire ; car l'on ne peut nommer exercice l'espèce de balancement presque imperceptible qu'éprouve une personne qui voyage de la sorte, c'est tout au plus bon pour transporter les malades d'un lieu dans un autre.

De la navigation. — Elle peut être très utile dans beaucoup de circonstances : elle varie selon qu'elle a lieu sur les fleuves ou sur la mer. Sur les fleuves, lorsqu'on se livre au courant, elle ne transmet aucune secousse ; les eaux paisibles se rident à peine sous les coups égaux et mesurés de la rame, et l'on est porté si tranquillement , que l'on ne croirait pas avoir quitté son lit. La navigation sur mer, sous un ciel tempéré, dans un air sec et parfaitement dépouillé de vapeurs humides, communiquera aux personnes qui lui seront soumises la constitution propre aux habitants des lieux élevés, où l'air sec et vif ne rencontre, ainsi que la lumière, aucun obstacle dans la circulation.

Un accident inséparable de la navigation
est le mal de mer. Presque toutes les personnes qui voyagent sur mer, même quelques-
unes de celles qui prennent l'exercice de la
voiture, de l'escarpolette, etc., etc., éprouvent
des nausées, des vertiges et des vomissements :
la navigation est, de tous les exercices, celui
qui détermine tous ces phénomènes au plus
haut degré.

On peut ranger parmi les exercices passifs
celui qu'on prend dans un lit suspendu, dans
un lit mal équilibré, dans un berceau, etc.

DES EXERCICES MIXTES.

Ces exercices participent de la nature des
deux classes précédentes, ils se composent de
secousses imprimées par une force extérieure
et d'efforts spontanés ; ils jouissent des propriétés des uns et des autres, et comprennent
l'équitation , l'escarpolette, le jeu de
bagues, etc.

De l'équitation. — Elle présente les deux
espèces d'exercices actifs et passifs dont nous

venons de parler. Des secousses plus ou moins
fortes sont imprimées par le mouvement de
progression du cheval, et des efforts plus ou
moins considérables sont faits par le cavalier,
soit pour se maintenir sur cet animal, soit pour
le diriger dans sa marche. L'exercice du cheval
ne peut être qu'extrêmement salutaire, surtout lorsqu'il est pris au milieu d'un air pur,
sur les bords d'un fleuve, dans les bois, sur
des côteaux ou dans des plaines fertiles.

De la balançoire ou *escarpolette.* — Comme
les autres moyens gymnastiques mixtes, celui-ci accroît l'énergie de tous les viscères de
la vie assimilatrice, sans cependant laisser
languir les organes de la locomotion. Placé
dans un siége suspendu à deux cordes égales
et fixées à deux poteaux assez hauts, l'enfant
assis, debout ou couché, est porté à une certaine élévation du sol, à l'aide d'une secousse
imprimée à la balançoire ; il retombe ensuite,
et, par la vitesse acquise, il s'élève encore
après sa chute ; il parcourt ainsi une grande
portion de cercle. Ces mouvements commu-
niquent aux viscères des secousses qui excitent
nécessairement leur action ; mais l'enfant saisit
en outre avec force les cordes de la balançoire,

et, se jetant en avant ou en arrière, il cherche par des contractions subites et violentes à aider au mouvement de projection imprimé à l'escapolette.

Du jeu de bagues. — Cet exercice est, pour les enfants, une espèce d'équitation artificielle. Le corps ne reçoit cependant point les secousses que le cheval lui imprime chaque fois qu'il se déplace. Il faut tenir compte ici du mouvement de rotation auquel on est soumis dans cette espèce d'exercice; car cette impulsion circulaire est très propre à déterminer des congestions cérébrales.

Il est des enfants qui sont indifférents à toute espèce d'exercice, et qui se plaisent dans la tranquillité et la nonchalance. Il faut faire attention si cette disposition n'est pas le résultat d'un état maladif; car alors on pourrait les ramener à la santé, en faisant marcher de pair un régime tonique avec un exercice modéré.

DE LA GYMNASTIQUE.

La gymnastique est la science raisonnée de
nos mouvements, de leurs rapports avec nos
sens, notre intelligence, nos sentiments, nos
mœurs et le développement de toutes nos facultés; elle embrasse la pratique de tous les
exercices qui tendent à rendre l'homme plus
robuste, plus courageux, plus intrépide, plus
intelligent, plus adroit, plus véloce, plus souple et plus agile.

Le but de la gymnastique doit être de développer les facultés morales aussi bien que
les facultés physiques. Les enfants sont plus
aptes à recueillir l'avantage que leur présentent ces exercices pratiques qui enseignent en
même temps à résister à la fatigue, à supporter
courageusement les privations, à vaincre les
difficultés et à triompher de tous les obstacles.

Rien peut-être n'avait plus exercé le génie
observateur des anciens que l'influence de la
gymnastique sur le corps humain. L'expérience leur avait appris que la somascétique
développait les organes, donnait de la grâce
et de la force; qu'une foule d'indispostions
disparaissait par les mouvements qu'elle né-

cessitait; que les convalescences étaient moins
longues et moins pénibles ; que les rechu-
tes et les récidives étaient moins fréquentes : aussi, plus conséquents que nous, ils en
avaient fait dès long-temps la base de l'éducation, et ils avaient pris tous les moyens possibles pour la faire chérir des peuples ; ce fut
aux institutions de Lycurgue que les Lacédé-
moniens durent leurs vertus et leur courage, et
l'on sait que toutes ses lois avaient surtout en
vue de former des corps robustes. Il paraît que
c'est Iccus et Hérodicus qui furent les inven-
teurs de la gymnastique.

Les exercices auxquels se livraient les anciens étaient très multipliés, et concouraient,
chacun selon sa nature, au développement des
organes. Platon nous a transmis une division
complète de ceux qui se pratiquaient dans les
gymnases sous les noms de *palestrique* et d'*orchestrique*.

La palestrique comprenait ceux qui étaient
exécutés dans les jeux olympiques, tels que
la course, la lutte, le pugilat, le pancrace, le
jeu du disque, etc.

Les jeux de l'orchestrique étaient composés
de la danse et de ses nombreuses variétés ; du

saut et de la sphéristique (1); ils réunissaient sans aucun danger l'agréable à l'utile.

En Angleterre, en Allemagne, en Suisse il existe des jeux populaires propres à développer les forces musculaires. La somascétique y était même cultivée avant de l'être chez nous; mais la France ne devait pas rester long-temps en arrière, et grâce au colonel Amoros, la gymnastique fera bientôt partie de toute éducation bien dirigée.

Les branches principales de la méthode gymnastique française de M. le colonel Amoros sont:

1° Exercices élémentaires ou mouvements gradués des extrémités supérieures et inférieures, accompagnés de différents rhythmes, pour mettre de la régularité et de l'ensemble dans les mouvements, et des chants pour développer la voix, augmenter la résistance à la fatigue, et donner une direction morale à la méthode.

2° Marcher et courir sur des terrains faciles ou difficiles, et parsemés d'obstacles, glisser et patiner pour s'accoutumer à des courses longues et fatigantes, ou rapides et dangereuses.

(1) Dans laquelle on employait une balle de verre ou de toute autre matière.

3° Sauter en profondeur, largeur et hauteur dans toutes les directions, en avant, en arrière ou de côté.

4° L'art des équilibres et le passage sur des piquets, des poutres fixes, saillantes, horizontales ou inclinées, à cheval, debout, en avant ou en arrière, par dessus ou par dessous, pour s'habituer à passer des rivières.

5° Franchir des barrières, des murs, des fossés, des ravins ou des torrents, sans être arrêté par aucun obstacle.

6° Lutter de plusieurs façons pour développer la force musculaire, l'adresse du corps, la résistance à la fatigue, et triompher de son adversaire dans les combats particuliers.

7° Monter à l'assaut à l'aide d'échelles de bois droites ou renversées, fixes ou vacillantes, par devant ou par derrière, avec les pieds, sans se servir des mains, ou avec les mains, sans se servir des pieds; grimper en haut d'un mur, au sommet d'un mât ou d'une perche de toutes les grosseurs possibles, ou bien le long d'une corde nouée ou lisse, tendue ou lâche, ainsi que par une échelle de corde, et descendre ou se laisser glisser, en se servant des objets que l'on rencontre.

8. Traverser un espace quelconque sur une rivière ou un précipice, en se tenant suspendu par les bras, les mains et les pieds, à l'aide d'une poutre, d'une perche, d'une barre de fer, ou d'une corde tendue ou lâche.

9° Nager nu ou habillé, avec ou sans fardeau; plonger et se maintenir long-temps sous l'eau; apprendre à retirer une personne de l'eau, sans être entraîné par elle.

10° Porter avec adresse et sécurité, étant arrêté ou en mouvement, des corps pesants et incommodes.

11° L'art de jeter les paumes, balles et ballons de différents poids et grosseur, ainsi que les pierres et autres projectiles.

12° Le tir à la cible et à des objets en mouvement avec des arcs, des arbalètes, des fusils, des pistolets.

13° L'escrime à pied et à cheval, et le maniement de toutes sortes d'armes blanches.

14° L'équitation et la voltige d'abord sur des chevaux de bois et ensuite sur des chevaux vivants.

15° La danse.

16° L'influence de la musique.

17° L'art de modeler.

Cette réunion de branches et d'exercices est ce qui constitue la science de la gymnastique générale, de laquelle ressortent plusieurs gymnastiques spéciales, que l'on peut diviser ainsi :

1° Gymnastique civile et industrielle.

2°　　—　　militaire, terrestre et maritime.

3°　　—　　médicale.

4°　　—　　scénique ou funambulique.

DES LOTIONS ET DES ABLUTIONS.

Entretenir la propreté et par conséquent favoriser les fonctions de la peau ; donner du ressort, du ton aux chairs, tels sont les avantages que l'on retire des lotions fréquentes chez les enfants.

L'effet des lotions n'est pas le même dans toutes les circonstances, elles sont plus ou moins toniques, plus ou moins relâchantes selon que le liquide dont on se sert est froid, tiède ou chaud ; selon qu'il contient des substances aromatiques ; qu'il est pur, ou mêlé à quelque mucilage ; selon que ce liquide lui-même est de l'alcool, du vin, de l'eau, etc.

Les nourrices doivent surtout avoir bien soin que les enfants ne croupissent pas dans leur ordure, leur sollicitude doit les porter à examiner de temps en temps s'ils n'ont pas besoin d'être changés : car sans cette précaution les cuisses, les lombes, les parties naturelles et les fesses ne manqueront pas de s'enflammer et de s'excorier.

Dans le premier mois de la naissance, il est bon de laver les enfants préférablement avec de l'eau tiède dans laquelle on ajoute un peu de vin, d'eau-de-vie ou bien quelques gouttes d'une eau aromatique quelconque, soit de cologne, de menthe ou de mélisse. En rendant ainsi ce lavage légèrement tonique, on parvient souvent à raffermir la peau et on la rend moins susceptible de s'entamer. Plus tard c'est généralement avec de l'eau froide, surtout en été, que se font les lotions journalières. Les ablutions des anciens se pratiquaient avec de l'eau dans laquelle on avait mis une certaine quantité de sel.

Les parties qui, pour la santé, doivent être soumises à des lotions plus fréquentes sont dabord celles qui sont le plus exposées aux agents extérieurs, telles que la figure et les

mains; ensuite celles où se fait une transpiration abondante plus ou moins odorante et
celles qui sont pourvues de glandes sébacées.
Les organes génitaux, les pieds, les aisselles, etc., doivent être soumis à de fréquentes
lotions, autant pour les débarrasser des matières qui s'y accumulent que pour faciliter
leurs fonctions et diminuer l'intensité de l'o-
deur qu'ils exhalent.

DES BAINS.

On les divise en bains généraux et partiels
ou locaux, selon que l'immersion du corps
ou d'une partie du corps a lieu dans l'eau liquide ou en vapeur pendant un temps plus ou
moins long. Quelquefois on y ajoute des substances médicamenteuses, on y étend du savon
cosmétique, des eaux spiritueuses, aromatiques, des sels des hydro-sulfures pour simu-
ler ceux de Barèges ; on rend l'eau muqueuse,
mucilagineuse, en y mêlant quelques pintes
de ces décoctions, en y étendant une plus ou
moins grande quantité de gélatine (colle de Flan-
dre préparée) ; ceux de luxe se font avec du lait.

Les bains sont très avantageux sous le rapport des heureux effets qui en résultent pour l'économie ; ils sont indispensables pour pro_curer aux enfants la propreté qui est si essentielle à la conservation de leur santé ; mais il faut éviter de convertir cet usage en habitude, car l'abus des bains peut débiliter symphatiquement tout le corps. Leur durée est pour l'ordinaire depuis une demi-heure jusqu'à une heure et demie.

Les effets qu'ils produisent sur l'économie, dépendent de leur température. Celle du bain tiède est d'à-peu-près 25 à 30 degrés R. : ils relâchent la peau : aussi conviennent-ils pour combattre avec succès les irritations, les inflammations, etc.

Les bains chauds stimulent et rendent la circulation plus rapide. Les bains froids sont nuisibles au moment de la naissance, mais plus tard en y arrivant par gradation, ils procurent des avantages réels. Ils agissent comme fortifiants, et ils affermissent tous les systèmes organiques en augmentant la tonicité des tissus et de la peau. Ils réveillent, pour ainsi dire, l'excitabilité de tous les organes et rendent plus facile l'exercice des fonctions.

Les bains de vapeurs sont de puissants sudorifiques ; d'excellents dérivatifs, mis en usage à peu près dans les mêmes circonstances que les bains chauds et particulièrement utiles dans le traitement des maladies cutanées.

Il est de la plus grande importance de ne pas mettre les enfants dans les bains pendant le travail de la digestion, car on en a vu des résultats fâcheux. De même, il faudra bien prendre garde de ne pas les exposer à se refroidir en les sortants d'un bain chaud.

Les bains partiels, tels que les pediluves, les manuluves, les demi-bains, les bains de siège sont ordinairement destinés à remplir quelqu'indication médicale. Ce n'est donc pas ici le lieu d'exposer les cas où ils conviennent.

Des bains de mer. — On les prend ordinairement à une température de 15 à 20 degrés ; ils produisent d'excellents effets dans certains cas, principalement dans les scrofules, le rachitisme, les affections du système lymphatique et les différentes espèces de débilité locale ou générale. Les sels que l'eau de mer contient si abondamment en dissolution, tels que le muriate de soude et de chaux ou hydrochlorates, ainsi que l'iode et le brôme, qui sont doués de propriétés également actives et énergiques, rendent sa densité plus grande et, par conséquent, sa pression sur le corps plus forte (1). Leur présence détermine

(1) L'efficacité des bains de mer chez certains sujets est incontestable ; la difficulté seule d'y accompagner leurs enfants est cause que beaucoup de parents, qui ne peuvent quitter leurs affaires, négligent ou ajournent d'user de ce moyen salutaire. Pénétré de cet inconvénient, nous avons établi dès l'an passé, un service au moyen duquel notre confrère, M. Pouget, vient prendre les enfants dans notre institut, à Paris, et les conduit tous les ans, sous sa direction immédiate, aux bains de mer de Royan, dont il est le médecin-inspecteur, et où il surveille lui-même l'administration des bains, selon les intentions du médecin ordinaire.

Au lieu d'un mois à cinq semaines, temps ordinairement trop court pour prendre un nombre suffisant de bains, les enfants passeront deux mois à Royan ; plus ces derniers sont nombreux, moins les frais seront considérables. En conséquence, nous engageons nos confrères ou les personnes qui auraient des enfants, auxquels des bains de mer seraient nécessaires et qui désireraient nous les confier, de nous en prévenir, ou de nous les adresser, soit rue Taitbout, 8 *bis*, boulevard des Italiens, soit à notre institut, rue des Thernes, 17, aux Thernes.

Ce n'est pas sans intention que nous avons préféré Royan à Dieppe, Boulogne et autres ports des côtes de la Manche ; aux avantages que procure le voyage, nous trouvons celui, bien plus grand encore, du changement de climat et de son heureuse influence sur les constitutions et les maladies auxquels les bains de mer sur la peau une espèce d'irritation efficace ; à la vérité, les mouvements des flots désignés sous le nom de lames, la percussion qu'ils exercent à la surface du corps, ainsi que l'atmosphère toute particulière qui joint son influence à celle du liquide, enfin les mouvements que le baigneur exécute, entrent pour beaucoup dans l'action de ces bains.

Les effets des bains de mer, sont de raffermir les tissus et surtout la peau ; de donner du ton à l'économie, en un mot d'augmenter l'énergie de tous les organes et de toutes les fonctions. Ils sont donc un des moyens les plus avantageux que l'on puisse conseiller aux enfants faibles, délicats, peu irritables, dont la peau est lâche et molle, les tissus flasques et dont tous les appareils languissent dans une funeste inertie.

conviennent. Cette localité sous une latitude plus méridionale offre une température plus chaude, dont les effets dans les mêmes circonstances et sur le même genre d'affection, ont été reconnus de tout temps des plus efficaces.

DES FRICTIONS ET DU MASSAGE.

C'est avec raison que Galien (1) a placé les frictions parmi les moyens les plus propres à conserver la santé des enfants, et à guérir leurs maladies. Il recommande de frictionner modérément l'enfant tous les matins jusqu'à l'âge de sept ans; en effet, on a observé que lorsque des nourrices intelligentes frottent les enfants en les habillant et en les déshabillant, ils étendent leurs membres avec plaisir, leur sourire annonce combien ces soins leur sont agréables.

Les frictions excitent les fonctions de l'organe cutané; elles sont sèches ou humides : les premières se pratiquent avec la main nue ou armée d'une brosse, d'un linge ou d'une étoffe plus ou moins rude; les autres, avec des huiles, de liniments, des onguents, etc. Elles peuvent être générales ou partielles. L'espèce de friction, la force et la durée qu'il convient d'employer est déterminée par les indications que l'on a à remplir.

Lorsqu'on se sert des frictions dans l'intention de conserver la santé des enfants, il faut

(1) De sanitate tuendâ, lib. x, cap. x.

y avoir recours le matin préférablement, et avant qu'ils aient rien pris. On les pratiquera dans un lieu qui offre une douce température. Chez les sujets faibles, elles doivent durer peu et être répétées souvent ; on doit y recourir plus rarement chez les sujets forts, mais alors les prolonger plus long-temps.

Du massage. — Il faut rapporter aux frictions le massage qui est usité dans tout l'Orient et importé chez nous depuis quelques années. Chez les enfants, il est plus avantageusement employé, comme agent thérapeutique.

En maniant, en pressant, en pétrissant, pour ainsi dire, les parties, on augmente l'activité de la peau, on la rend souple et perméable, et on accélère la circulation générale et capillaire, en même temps que l'on fait naître l'appétit, en activant l'action des muscles, et en facilitant le jeu des organes.

⸺◦◦◉◦◦⸺

DES SENSATIONS ET DES PASSIONS.

Les sens sont des appareils organiques destinés à transmettre au cerveau, par l'intermédiaire des nerfs, plusieurs des qualités qui constituent les corps. Ils sont au nombre de cinq, dont trois ont chacun un organe spécial. L'œil est l'organe de la vue , l'oreille celui de l'ouïe, le nez celui de l'odorat ; le goût, le toucher n'ont pas un siége aussi déterminé : cependant la langue est l'organe principal du premier ; la main est le plus ordinairement l'agent du second. Il est des besoins qui se font principalement sentir sur différents points du canal alimentaire : ce sont la soif et la faim.

En général, les passions sont peu nombreuses chez les enfants ; ils sont étrangers à toutes ces agitations, ces affections variées qui naissent du commerce des hommes, et prennent leur source dans la société. Sensibles seulement aux maux physiques , leurs désirs se bornent à la satisfaction des besoins qui tiennent à leur existence. Le sens dont ils jouissent le plus est celui du goût, et l'organe qui exerce le plus d'empire sur eux est l'estomac ; cependant, parmi les passions, il en est quelques-unes qui ont plus d'influence sur l'organisation de l'enfant , ce sont : la colère , la crainte, la peur, l'effroi, la terreur.

La colère est une passion que l'on ne saurait trop se hâter de combattre, lorsqu'elle paraît vouloir se développer chez les enfants ;

car elle influe d'une manière notable sur le caractère et sur les mœurs. C'est une violente émotion de l'âme, accès momentané de fureur qui paraît agir d'abord sur le système nerveux, puis sur le système sanguin en général, et en particulier sur celui de la tête.

L'enfant gâté auquel on accorde tout ce qu'il demande, et dont on carresse par trop les caprices, devient, pour l'ordinaire, impatient, emporté, de plus en plus exigeant, et à la moindre contrariété, il est sujet à des accès de colère qui lui font le plus grand mal. Si au contraire, lorsque dans le principe, il se mettra dans un tel état d'exaspération, on ne cède pas à ses menaces, il finira par reconnaître qu'il n'y a aucun avantage pour lui à se conduire ainsi, et il ne recommencera plus : plus tard même, quand il verra un autre enfant en colère, il aura honte d'avoir pu se mettre dans une pareille situation.

Pour corriger un enfant sujet à cette passion, il suffira, le plus souvent, de lui faire entendre le langage de la raison, de lui citer des exemples ou des modèles à suivre, en lui faisant sentir le désavantage d'un caractère si

emporté : on lui accordera des récompenses,
s'il se corrige. En sachant s'y prendre, on arrivera au but que l'on se propose, plus facilement qu'on serait porté à le croire au premier abord ; tandis qu'au contraire, si on
cherche à agir différemment; si on commence
par punir l'enfant, le châtier, etc., non-seulement on l'irritera davantage, mais il persis-
tera dans la fausse route où il s'est engagé.

La crainte, la peur, l'effroi, la terreur, com-
pagnes ordinaires de la faiblesse et de l'inexpé-
rience se rencontrent fréquemment chez les
enfants; elles peuvent, par leur continuité,
causer des affections cérébrales, et même l'é-
pilepsie; il faut donc prendre garde de ne
point intimider les enfants, en les effrayant
par des contes absurdes et invraisemblables.
On les accoutumera, sinon à braver le danger,
du moins à aller au-devant de l'objet qui leur
cause crainte ou effroi. Ce moyen a l'avantage
de leur démontrer que ce dont ils avaient
peur n'était, le plus souvent, qu'un être fictif
qui disparaît devant eux.

C'est ordinairement à la direction vicieuse
de la première éducation que l'on doit attribuer ce genre de susceptibilité qui dépend de

la grande mobilité du système nerveux, chez les jeunes sujets; aussi, Roussel a-t-il dit, avec raison: «C'est par l'éducation du jeune âge que » l'on prévient le caractère pusillanime et fan- » tasque, les terreurs et les antipathies (1). »

Le courage est considéré comme une vertu, c'est une disposition tout-à-fait opposée aux affections précédentes, et la base d'excellentes qualités, car il devient nécessaire, pour sur- monter un penchant, pour vaincre une pas- sion dont les conséquences peuvent être quelquefois nuisibles, etc.; mais il ne fau- drait pas qu'il dégénérât en témérité; car alors il perdrait de sa précieuse qualité et il n'offrirait plus le même degré d'utilite.

La joie est causée par une ou plusieur en- sations agréables, mais il ne faut pas qu'elle soit par trop vive; elle pourrait, dans ce cas, causer du désordre dans les fonctions, sus- pendre les mouvements du cœur, ou les ac- célérer au point de porter du trouble dans le cerveau, comme aussi distraire d'occupations sérieuses.

Rien ne convient mieux aux enfants que la joie et la gaîté; en favorisant le développe-

(1) Système du physique et du moral de l'homme.

ment du corps et des facultés intellectuelles, elles reposent l'esprit après un travail trop assidu, et rétablissent la régularité dans la sensibilité et dans la circulation , tandis que la tristesse et la mélancolie, affections opposées à la joie et à la gaîté, et placées au nombre des puissances débilitantes, concentrent dans les organes intérieurs la sensibilité et la circulation.

Chaque âge, en introduisant des changements dans le physique, amène aussi une révolution dans le moral ; les goûts ainsi que les passions changent à différentes époques de la vie. A l'approche de la puberté , il se développe, chez les jeunes gens et chez les jeunes filles un nouveau centre de vitalité dont l'influence s'étend sur toute l'économie, et qui devient, pour eux, la source de nouvelles sensations. C'est à préparer cette période de la vie, et à empêcher qu'elle ne soit trop orageuse, que les parents doivent s'étudier de bonne heure. A cet effet, il faudra qu'à cet âge la nourriture soit non-seulement saine et douce, mais que l'on évite de leur donner des aliments échauffants et des boissons stimulantes. Leur temps doit être partagé entre l'étude et une récréation qui les exerce et les occupe sans cesse. On les fera lever de bonne heure, et l'on évitera, en général, toutes les circonstances propres à éveiller en eux des sensations dont on veut prolonger le sommeil.

Du moment que la nature a parlé, que le travail de la puberté est terminé, les parents doivent encore plus redoubler de surveillance, car cet âge est celui de l'effervescence des passions et par conséquent celui où les jeunes gens des deux sexes sont le plus exposés aux écarts de l'esprit et à l'égarement des sens. C'est alors que souvent ils trompent les intentions de la nature, abusent de leur santé et contractent des habitudes d'où leur vie entière dépend. On voit quelquefois pendant ce temps des jeunes filles inquiètes sur les sentiments qu'elles éprouvent et dont elles ne peuvent se rendre compte, devenir mélancoliques, rêveuses, fuir la société et n'aimer qu'à être seules; il faut alors chercher à les distraire et ne les laisser jamais livrées à elles-mêmes. Cet amour de la retraite cache presque toujours des inclinations qui ne font que croître dans la solitude. On insistera, dans ce cas, sur un régime adoucissant, tel que l'u-

sage des viandes blanches, des plantes potagères ; l'on interdira soigneusement tout aliment âcre et l'on cherchera à procurer beaucoup d'exercice au corps, en même temps
que de la dissipation à l'esprit.

Les enfants, en raison de leur sexe, sont
appelés à remplir des fonctions différentes
dans le cours de leur vie ; leur éducation physique doit donc être dirigée diversement.
L'homme, auquel la nature a départi la force,
étant destiné le plus souvent à supporter des
travaux pénibles, à voyager, à faire la guerre,
a besoin d'une éducation mâle, propre à lui
donner un caractère ferme, constant, courageux ; ce caractère devient inutile à la femme,
qui trouve en lui un protecteur et dont tout
l'empire est fondé sur les grâces, la modestie
et la douceur.

On doit veiller sur la santé des enfants,
mais sans avoir l'air d'y mettre trop d'importance afin de ne pas éveiller leur attention sur
cet objet ; car si on a l'air de les plaindre lorsqu'ils se font mal, si l'on paraît effrayé pour
une légère blessure qu'ils se seront faite, ils
jetteront les hauts cris pour la moindre égra-
tignure ; il est bon de leur faire connaître ce

qui peut leur nuire, mais il ne faut jamais exagérer les maux qui peuvent en résulter, sans cela on en fera des êtres faibles et pussillanimes qui se croiront toujours malades ou prêts à le devenir.

Les petits garçons doivent jouer en liberté, il suffit que l'on veille à ce qu'ils ne se fassent pas de mal; mais le mouvement leur est trop naturel pour qu'on les force à rester en repos comme de petites filles. Il faut un tambour, un sabre, un fusil, etc., pour amuser l'un, et l'autre se contente de chiffons. L'un commande impérieusement, se plaît dans le bruit, le désordre, et l'autre, déjà pensive, reste tranquille à habiller sa poupée. Vouloir qu'un garçon s'amuse comme une fille, c'est vouloir contrarier une inclination naturelle et demander l'impossible. Aussi combien est ridicule et aveugle la tendresse des mères qui, par amour pour leurs enfants, prennent beaucoup de peine pour en faire des momies que l'on cite pour leur tranquillité et leur bêtise, des êtres sans courage, sans vigueur qui ont toutes les faiblesses du sexe dont ils ont partagé l'éducation sans en avoir les agréments.

DE L'INTELLIGENCE.

L'encéphale tient sous son empire l'économie animale tout entière ; il peut être regardé comme le véritable centre de la vie. C'est par lui et pour lui que tous les autres viscères se meuvent et agissent ; mais à leur tour ceux-ci exercent sur lui la plus puissante influence, parce que tout se tient et s'enchaîne dans notre admirable organisation.

L'homme s'élève au-dessus de toute la nature par l'intelligence ; cet exercice constitue l'acte de la pensée, qui suppose plusieurs éléments que l'on nomme les facultés de l'entendement. Ces diverses facultés rendues distinctes par l'instruction, sont susceptibles de se perfectionner par l'éducation et par l'effet de diverses circonstances.

C'est surtout pendant l'enfance que l'on doit exercer l'intelligence, alors que le cerveau étant comme une cire molle, on peut y graver avec plus de fruit les instructions de la sagesse : mais ce n'est pas une raison pour abuser de cet avantage ; car plus qu'aucun autre organe, il peut, à cause de sa texture si délicate, ressentir de la fatigue et en éprouver de fâcheux effets; sa sensibilité peut aussi s'exalter jusqu'au point de troubler les fonctions des autres organes, d'entraver la nutrition, de rendre le sujet plus impressionnable par les agents extérieurs ; enfin, l'on dirait qu'en voulant donner un développement prématuré à l'intelligence, on affaiblit les ressorts qui sont destinés plus tard à lui donner plus d'extension; aussi voit-on en général que les enfants dont on cherche à développer l'intelligence précoce par des travaux trop multipliés, deviennent vieux de bonne heure, et leurs facultés finissent même quelquefois par être très bornées dans l'âge mûr. C'est pour cela qu'en observateur éclairé on doit bien examiner ce qui est convenable, soit pour modérer l'ardeur studieuse de certains enfants, soit pour réveiller l'indolence de quelques autres.

Les facultés qui, après les sensations dont nous avons déjà parlé, appartiennent plus spécialement à l'entendement, sont l'attention, la mémoire, l'imagination, le jugement.

DE L'ATTENTION.

C'est ainsi que l'on nomme la volonté portée dans les opérations de l'esprit; c'est par elle que les fonctions cérébrales deviennent aptes à produire les actes nécessaires pour se rappeler, pour juger ou pour imaginer; mais pour cela il faut vouloir, il faut penser, réfléchir, méditer et ce n'est qu'en proportion du plus ou moins d'attention dont chaque sujet est susceptible, qu'il est doué d'esprit, d'intelligence, de génie. Aussi Buffon a-t-il dit que le génie n'était qu'une forte attention.

Plus les enfants sont jeunes, moins ils sont attentifs; les mouvements, les distractions qui occupent tous leurs instants, éloignent leur attention et la curiosité qui est propre au jeune âge ne suffit même pas pour la fixer, soit que l'on emploie la contrainte , soit qu'on leur donne des récompenses; car cette faculté est indépendante et n'obéit qu'à sa propre impulsion. « Le cerveau des enfants, a dit Féné-
« lon est comme une bougie allumée dans un
» lieu exposé au vent, sa lumière vacile tou-
» jours. L'enfant vous fait une question, et
» avant que vous répondiez ses yeux s'enlè-
« vent vers le plafond, compte toutes les fi-

» gures qui y sont peintes ou tous les morceaux
» de vitres qui sont aux fenêtres ; si vous vou-
» lez le ramener à son premier objet, vous le
» génez comme si vous le teniez en prison.»

Il est bien essentiel de faire succéder, chez les enfants, les amusements à l'application, principalement lorsqu'ils n'ont pas encore pris l'habitude du travail ou bien qu'ils se livrent à des études qui exercent davantage le cerveau ; car alors l'attention devient un effort et si elle est trop soutenue, elle amène la fatigue et exige le repos. Il est urgent aussi de donner de l'attrait aux occupations, sans cela l'enfant fait ce qu'il peut pour s'y soustraire, il invente toutes sortes de moyens pour ne pas les continuer ; il devient paresseux et l'on ne peut par conséquent en retirer le même fruit.

La paresse est la source des mauvaises qualités et des misères qui accablent l'homme ; elle s'entretient et s'enracine davantage par l'habitude ; outre cela elle est très souvent aussi une maladie du corps ou de l'esprit et ce n'est dans ce cas qu'en redonnant de la vigueur, en calmant les symptômes de maladies qui se développent chez l'enfant, que l'on peut le rendre plus apte à continuer ses devoirs.

DE LA MÉMOIRE.

La mémoire est la faculté par laquelle le cerveau retient et produit les impressions après que les sensations qui les ont fait naître n'existent plus. De toutes les actions cérébrales, la mémoire est celle qui coûte le moins de fatigue, aussi, l'enfant peut-il supporter cet exercice, bien plus, il lui est presque indispensable, cependant il ne faut pas qu'il soit porté à l'excès : car alors son influeuce pourrait s'étendre sur le reste de l'économie, et la santé en être profondément altérée. La digestion et l'alimentation si nécessaires au premier âge de la vie seraient interrompus : la pâleur générale, l'émaciation, le défaut de croissance en seraient le résultat inévitable. Si, au contraire, l'on n'exerçait pas la mémoire, les inconvénients en seraient d'autant plus graves ; car, sans cette faculté, il ne peut y avoir aucune connaissance, et le sujet resterait dans un véritable idiotisme : à la vérité, les actes de la vie organique redoubleraient d'énergie, mais quelle triste compensation.

Chez les enfants, la mémoire est, en géné-

ral, fidèle, facile et étendue; mais ils ne re-
tiennent bien que ce dont ils reconnaissent
l'utilité ou ce qui leur plaît. Il en est quelques-
uns cependant chez lesquels on est obligé
d'employer des moyens artificiels pour soula-
ger la mémoire; c'est alors à la mnémonique
que l'on doit avoir recours (1).

DE L'IMAGINATION.

L'imagination n'est autre chose que la sensibilité morale, c'est cette faculté brillante qui
nous rappelle avec les plus vives couleurs les
objets qui ont frappé nos sens, qui souvent
en crée de nouveaux, qui voit l'avenir comme
elle se retrace le passé, qui découvre dans les
objets de la nature des rapports encore inaper-
çus, et qui enfin exerce sur le cerveau et les
autres viscères un pouvoir immense.

Créatrice des idées, la faculté qui nous
occupe, rend l'intelligence plus ou moins
puissante; elle féconde l'esprit en liant une

(1) La mnémonique est l'art d'aider la mémoire par
des signes.

première idée à tout ce qui peut y avoir rapport, et plus elle est active, plus elle conce-
vra et embrassera d'idées. Cette activité, cette
énergie tiennent au mode de sensibilité dont
le sujet est pourvu; mais l'imagination varie
comme la sensibilité, suivant les tempéraments, les âges, les sexes, les mœurs, les climats, les saisons, le régime.

Tous les moyens propres à exalter l'une de
ces facultés ont le même effet sur l'autre.

DU JUGEMENT.

C'est l'acte le plus précieux du cerveau ; en
effet, la justesse ou la fausseté du jugement
est la source de beaucoup de bien ou de mal ;
car si, par exemple, l'on juge qu'une chose est
nuisible lorsqu'elle est bonne, on tombe dans
une erreur qui peut devenir bien funeste; dès
lors on sent combien il est important de développer cette faculté. On y parvient au
moyen d'expériences répétées ; c'est pour cela
qu'en général le jugement, peu rationnel chez
l'enfant, se fortifie avec l'âge et que l'action

de juger étant pénible et fatigante pour lui, il supporte avec peine cet exercice du cerveau qui finit cependant par se développer de plus en plus par l'habitude.

La perfection du jugement est le résultat nécessaire comme elle doit être le but d'une bonne éducation morale, car c'est pour ainsi dire le complément de l'intelligence.

DE L'HABITUDE.

L'habitude est un des plus puissants modificateurs de l'organisme ; l'homme est de tous les animaux celui qui se laisse le plus facilement façonner par elle; cette flexibilité lui permet de varier ses actes à l'infini et de recevoir les impressions les plus diverses.

L'enfance est de toutes les époques de la vie la plus apte à prendre des habitudes, ce qui dépend de la vive sensibilité dont cet âge est doué.

L'habitude exerce son influence sur toutes les fonctions, ainsi l'appétit revient à des heures régulières, on mange plus ou moins selon que l'on en a contracté l'habitude; certains aliments, certaines boissons deviennent nécessaires, et l'estomac s'accoutume aux substances les plus délétères. De même on peut s'habituer à respirer un air impur. La peau s'habitue aussi à être exposée ou soustraite au contact de l'air. Certaines excrétions sont rejetées à des heures fixes, etc., comme aussi le sommeil est périodique, on s'endort et l'on s'éveille aux heures accoutumées.

Par l'habitude les mouvements acquièrent une précision extrême, les muscles se développent et la force ainsi que l'adresse, sont les résultats de la répétition des mêmes actes.

DE L'IMITATION.

L'enfant est naturellement imitateur de nos actions : il va même jusqu'à prendre le caractère, les préjugés, les passions des personnes avec lesquelles il vit habituellement; dès lors on conçoit combien, non-seulement il est important qu'il ait constamment sous les yeux de bons exemples, mais il faut encore qu'il ait la plus grande confiance dans ses maîtres et dans les personnes qui l'entourent, afin qu'il puisse suivre sans défiance la route qu'on lui indique.

L'imitation porte sa plus grande influence sur le moral de l'enfant, c'est un des meilleurs moyens que l'on puisse mettre en œuvre dans l'éducation.

DE L'ÉMULATION.

C'est une passion noble, généreuse qui admirant le mérite et les actions d'autrui tâche de les imiter ou même de les surpasser.

L'émulation est un sentiment volontaire, courageux, sincère qui rend l'âme féconde, qui la fait profiter des bons exemples et la porte souvent au-dessus de ce qu'elle admire ; toujours agissante et ouverte, elle se fait un motif du mérite d'autrui, pour tendre à la perfection avec plus d'ardeur.

Tous les âges et toutes les conditions sont susceptibles d'émulation ; mais c'est surtout dans l'enfance que cette disposition naturelle domine, et lorsque les jeunes sujets cessent

d'être excités par ce sentiment, qu'ils se re-
butent dans leurs travaux et s'endorment
dans une insouciance de laquelle on a souvent de la peine à les retirer, on peut être
presque certain que leur santé n'est pas dans
un état normal, et qu'ils ont besoin de soins
tout au moins hygièniques sinon médicaux.

DE LA CURIOSITÉ.

La curiosité est l'apanage de l'enfance ; elle
forme le fond du caractère à cet âge et doit
servir de principal mobile à l'éducation, aussi
faut-il s'étudier à tirer le parti le plus avantageux possible de cette disposition naturelle,
en cherchant à la satisfaire par des connais-
sances à la portée et aux goûts des enfants,
en même temps qu'on la fera naître en excitant de nouveaux besoins. Dirigée avec discernement, la curiosité peut produire d'excellents résultats dont il ne faut point se priver.

DE LA GOURMANDISE.

En général, les enfants sont gourmands, c'est chez eux un penchant presque exclusif qu'il faut s'attacher à combattre le plus tôt possible ; à cet effet, on évitera de leur promettre aucune friandise, soit pour récompense, soit pour les engager à obéir ; car la promesse que l'on fait à un enfant d'un gâteau, d'une sucrerie, les lui fait désirer avec plus d'ardeur. C'est avec raison que Fénélon dans son *Traité de l'éducation des filles* dit « Ne promettez » jamais aux enfants pour récompense des » ajustements ou des friandises, c'est faire » deux maux : le premier de leur inspirer l'es- » time de ce qu'ils doivent mépriser, et le se- » cond, de vous ôter le moyen d'établir d'au- » tres récompenses. »

On ne doit jamais forcer les enfants à prendre des aliments contraires à leur goût, cela peut être nuisible à leur santé ; cependant, si c'était par caprice qu'ils refusassent tel ou tel mets, ce serait leur rendre service que de les contraindre à en manger.

DES CHATIMENTS ET DES PUNITIONS.

Les premiers mouvements de la nature sont toujours droits, a dit Rousseau avec vérité; effectivement, l'enfant né bon, simple, confiant, dépourvu de toute méchanceté dans ses actions, ne peut rien faire qui soit moralement mal et qui mérite ni châtiment ni punition sévère; cependant, lorsqu'on n'est pas content de lui, c'est ordinairement aux corrections infligées par voies de fait que l'on a recours. On donne des tapes, des soufflets à l'enfant, on le fouette, quelquefois on lui applique des férules; c'est un principe bien faux que celui de le corriger ainsi.

Si ces corrections étaient légères et n'avaient d'autre but que de mettre un terme à la mutinerie, ou de faire sentir à l'enfant qu'il a mal fait, elles seraient sans conséquence; mais il n'en est pas ainsi lorsqu'on le frappe fortement; car alors on le voit devenir pourpre, sa poitrine se gonfle, il en est comme suffoqué, il crie et sanglotte. Une mère impatiente, non contente de l'avoir corrigé, veut alors le faire taire tout de suite, comme si l'expression de la douleur était toujours sous l'influence de la volonté. Il est encore une chose, dans ce cas, à laquelle on ne fait pas assez d'attention; c'est que, dans l'impatience et dans l'emportement, on ne mesure point la force des coups que l'on porte à l'enfant, et pourtant souvent avec les intentions les plus innocentes on peut être cause d'accidents graves.

Dans certaines écoles, les maîtres ont encore l'habitude de punir les enfants en leur tirant les oreilles, ou en leur donnant dans les mains des coups d'une petite palette de bois (férule) ou d'un martinet; cette coutume barbare non-seulement fait pleurer l'enfant, mais le jette parfois dans une sorte de fureur qui peut avoir les résultats les plus fâcheux; tout châtiment corporel par voie de fait étant aussi nuisible à la perfectibilité physique que contraire à la perfection morale.

A l'égard des punitions, il est très important de les graduer avec soin; on ne doit pas punir les enfants en les privant tout-à-fait de nourriture. C'est bien assez lorsqu'ils l'ont mérité qu'on les mette au pain et à l'eau, encore faudra-t-il ne pas les y laisser trop longtemps sans y joindre de la soupe.

Les pensums ou la copie d'un certain nombre de vers si en usage dans les pensions, fait perdre un temps que l'on pourrait mieux employer.

On ne doit jamais empêcher les enfants d'aller à la promenade; cette punition n'a pas le sens commun, car celles-ci étant consacrées autant à l'agrément qu'à l'utilité, les retenues sont dans ce cas préjudiciables à la santé du sujet; enfin, condamner les enfants à rester plusieurs heures à genoux ou bien les mettre en prison sont des coutumes qui nous semblent nuisibles; la première, parce qu'elle est trop fatigante et absurde; la deuxième, parce qu'elle laisse l'enfant livré à lui-même, sans surveillance aucune, et qu'il profitera souvent de ce séjour pour se porter à des actes répréhensibles, à des habitudes solitaires, et qu'au lieu de s'amender et de se corriger, il deviendra plus entêté et plus paresseux qu'il n'était avant qu'on lui eût infligé cette punition.

DES RÉCOMPENSES ET DES ENCOURAGEMENTS.

C'est par l'attrait des récompenses ou par l'encouragement plutôt que par les châtiments et les punitions que l'on doit conduire les enfants ; rien n'est plus propre à entretenir l'émulation et l'activité parmi eux.

Il faudrait, pour bien faire, que les récompenses fussent accommodées au goût de chacun ; mais il faut aussi qu'elles soient variées et concourent à l'instruction ainsi qu'à la santé ; dans ce dernier cas, les récréations et les jours de congé sont les plus utiles, car c'est alors que la constitution des enfants s'affermit. En général, dans les collèges et les pensions, les heures de récréation sont trop courtes et trop rares, aussi Rollin avait-il bien raison lorsqu'il demandait que les élèves ne restassent pas si long-temps en classe et qu'il insistait sur la nécessité de rendre les jours de congé, non seulement agréables, mais encore utiles ; il voulait qu'on choisît ce temps pour mener les jeunes gens visiter les manufactures, les usines, les établissements publics, etc.

Les distributions des prix sont une récompense flatteuse, sans doute, pour les enfants qui ont le bonheur de se distinguer ou d'être choisis ; mais elles devraient être moins dispendieuses et être répetées plus souvent. D'ailleurs comme on ne peut donner des prix qu'à quelques élèves, il faut des encouragements aux autres ; dans ce cas il sera nécessaire de flatter l'amour-propre, d'exciter la reconnaissance et la confiance, d'accorder quelques faveurs ; souvent même des paroles bienveillantes suffiront ; il faut si peu de chose pour contenter un enfant : il suffit quelquefois qu'il voie qu'on s'occupe de lui, pour que cela le rende heureux et content.

DES HABITUDES INCOMMODES
ET DANGEREUSES.

Quelques enfants, on ne sait trop pourquoi, ont des appétits bizarres, dépravés, ils recherchent avec avidité certains mets ou assaisonnements, tels que le sel, le vinaigre, etc. ; j'en ai vu qui mangeaient de la craie et même de la terre; en général, ces habitudes nuisent au développement du corps et l'on doit faire tout ce que l'on peut pour les anéantir.

Il est aussi des enfants qui conservent pendant long-temps l'incommodité de faire leurs déjections au lit, ce qui n'est pas sans danger. Lorsque cette habitude n'est pas entretenue par quelque vice d'organisation, on peut la faire cesser par des précautions bien dirigées; l'on y parvient ordinairement en plaçant l'enfant sur un vase de nuit tous les soirs avant de se coucher; il finit par satisfaire ainsi à ses besoins et il cesse de se salir au lit.

D'autres enfants ont des incontinences d'urine pendant la nuit, qu'ils conservent même jusqu'à l'âge de la puberté. On attribue trop souvent cette infirmité à une sorte de paresse et l'on emploie les corrections; cependant la plupart du temps l'enfant est innocent; presque toujours tout dépend de son sommeil, qui est très profond, et le besoin d'uriner n'est pas suffisant pour le réveiller. Le moyen le plus rationnel, dont on puisse se servir en pareil cas, est de l'appeler une ou deux fois dans la nuit pour le faire uriner. On finit ainsi par l'accoutumer à se réveiller de lui-même.

Si malgré ces précautions les enfants continuent à uriner au lit, on ne peut douter qu'il n'y ait un vice organique et l'on emploiera alors avec avantage les frictions le long de l'épine du dos avec un liniment fortifiant (1).

Parmi les habitudes auxquelles on n'attache pas non plus assez d'importance, est la succion. C'est principalement au lit que beaucoup d'enfants suçent leur doigt ou quelqu'autre corps qu'ils interposent entre leurs lèvres; les mouvements déterminés par la présence des corps étrangers, excitant les glandes salivaires, l'enfant avale sans cesse tout le fluide qu'elles sécrètent et son estomac s'en trouve incommodé; la salive peut aussi, par ses qualités laxatives, occasionner des diarrhées que l'on pourrait attribuer à toute autre cause.

On ne sait trop comment quelques enfants, même dès l'âge le plus tendre, contractent l'habitude d'attouchements aux parties génitales; une fois prise, cette funeste inclination devient de plus en plus impérieuse et conduit bientôt les jeunes sujets à l'état le plus déplorable. On sent, dès lors, combien il importe

(1) Voyez page 37.

d'y mettre un terme, soit en inspirant aux enfants des idées morales et religieuses, soit en leur attachant les mains à la hauteur de la poitrine pendant la nuit.

Si cette habitude dangereuse mérite une attention spéciale, c'est surtout parce que dès qu'un enfant s'y est livré, il est porté comme par un entraînement irrésistible, à répéter ces actes aussi fréquemment que les occasions le lui permettent. La sensibilité des organes sexuels pouvant être vivement excitée par l'influence cérébrale, c'est à détourner cette puissance, que l'on doit s'appliquer et c'est par l'éducation morale que l'on peut y parvenir : ainsi il faudra qu'une chaste retenue règne dans les conversations comme dans les jeux des enfants. On devra éviter de mettre sous leurs yeux, de livrer à leur méditation, à leur curiosité des sujets d'étude qui ne seraient pas en harmonie avec la morale que l'on veut leur inculquer, car la moindre inconséquence peut produire de prompts ravages dans ces jeunes têtes si empressées à saisir ce que l'on veut leur cacher : c'est pourquoi on doit aussi faire en sorte qu'ils ne s'aperçoivent pas du but de la surveillance qui les entoure ; il faut qu'elle soit invisible ou masquée par des prétextes probables.

Les causes qui prédisposent aux habitudes pernicieuses, sont les mêmes que celles qui avancent l'époque de la puberté ; ce sont celles qui portent dans les vaisseaux qui se rendent aux organes sexuels, une surabondance de sang ou qui exaltent le système nerveux ; mais la pléthore, si commune à cet âge, doit être combattue plutôt par le régime alimentaire, qui devra être doux, par des boissons rafraîchissantes et par l'exercice, que par les saignées auxquelles il ne faut recourir que dans les cas de maladies graves; les bains froids sont ici d'un puissant secours, mais l'exercice est le moyen par excellence pour distraire les forces vitales de cette direction ; outre son action sur le physique, il influencera aussi le moral d'une manière avantageuse; il rendra le sommeil nécessaire et réparateur : aussi la gymnastique est-elle ici d'un utile secours, je dirai même d'une absolue nécessité.

Pendant le jour on ne permettra jamais le repos à l'enfant ; on ne le fera même coucher qu'après beaucoup de fatigue et jamais sur la plume ; bien au contraire, il faut que les matelas soient très durs et qu'il ne soit point échauffé par les couvertures. Le matin, il devra se lever de très bonne heure, et aussitôt qu'il sera réveillé.

Il va sans dire, qu'une surveillance active doit constamment entourer les enfants que l'on soupçonne ou qui sont atteints de cette funeste habitude. A cet égard il est important de ne pas charger les domestiques de cette surveillance ; parce qu'ils ne sont que trop souvent les instituteurs de ce vice honteux. Plus d'enfants qu'on ne le croit communément, sont de très bonne heure et pour toute leur vie les victimes de l'immoralité des bonnes qui leur ont appris la pratique d'un vice qu'ils eussent peut-être toujours ignoré.

On a inventé et conseillé divers bandages pour empêcher les enfants de se livrer à ce penchant funeste ; ils atteignent rarement le but que l'on se propose ; cependant il faudrait en adopter l'emploi s'ils étaient assez bien faits pour ne point frotter contre les organes qu'ils sont chargés de protéger.

A quelques modifications près dans les exercices, ce que nous venons de dire est applicable aussi aux jeunes filles.

DE LA VACCINE.

La vaccine est le résultat de l'inoculation du virus provenant du cowpox (1) ou des boutons de vaccine ; on la distingue en vraie et en fausse vaccine, selon qu'elle préserve ou non de la petite vérole ; c'est, sans contredit, l'une des découvertes les plus utiles à l'humanité.

Dans la vraie vaccine, les piqûres s'effacent d'abord presque entièrement; mais vers le troisième ou le quatrième jour, il paraît une petite éminence à l'endroit de la piqûre, puis un bouton à dépression centrale qui augmente peu à peu d'étendue et de grosseur ; du sixième au huitième jour, selon la température, le bouton offre un bourrelet saillant, tendu, comme argenté, et entouré d'un cercle rouge, plus ou moins vif. Si alors on pique ce bouton, il en sort un liquide limpide, diaphane et visqueux, possédant la propriété de faire naître des boutons de même nature ; du huitième au onzième jour, le gonflement et la rougeur de la peau augmentent, le bouton

(1) Cowpox, mot anglais qui veut dire petite vérole des vaches.

est large, moins saillant et blanchâtre. Vers
le douzième jour, la dessication commence et
s'étend du centre à la circonférence; il se forme
une croûte sèche, cornée, jaunâtre ou rougeâtre
qui tombe vers le vingt-quatre ou le vingt-cin-
quième jour, et laisse apercevoir une cicatrice
assez profonde et ineffaçable.

La fausse vaccine, au contraire, n'est cons-
tante ni dans sa marche, ni dans sa durée;
pour l'ordinaire, le travail inflammatoire commence dès le lendemain ou le jour même de
la piqûre. Elle se développe donc plus tôt,
suppure plus vîte que la vraie, et la croûte
qui succède à la pustule se détache au bout
de sept à huit jours au plus, ce qui a lieu
beaucoup plus tard dans la vraie vaccine, ainsi
que nous l'avons dit.

La vaccine n'exige, pour l'ordinaire, aucun
traitement médical, ni même aucun régime
particulier, à moins que l'inflammation pro-
duite par le développement des pustules ne
soit assez vive pour donner lieu à un léger
mouvement fébrile. Dans ce cas seulement,
on se contente de diminuer la quantité des
aliments, et de donner des boissons émol-
lientes.

On pense généralement que c'est à Jenner que l'on est redevable de la découverte de la vaccine et de sa précieuse propriété de prévenir le développement de la petite vérole : mais c'est à un Français que revient cette part si belle de gloire attribuée à l'illustre vaccinateur anglais. Malgré les immenses services que ce grand homme a rendus à l'humanité, la justice et la vérité se réunissent pour recommander à la postérité le nom du modeste Rabaud Pommier, ministre du saint Évangile à Montpellier.

C'est en 1781 que l'idée première de la possibilité du transport d'une éruption du pis de la vache sur l'homme fut émise par un Français, en présence d'un médecin anglais qui la communiqua à Jenner. Voici comment le fait est rapporté par Chaptal dont le nom seul garantit l'exactitude.

Rabaud Pommier, ministre protestant à Montpellier avant la révolution, avait été frappé de ce que, dans le midi, on confondait sous le nom de *picotte*, la petite vérole de l'homme, le claveau des moutons, etc. Il en parlait un jour à un agriculteur des environs qui lui dit l'avoir observé aussi sur le trayon des vaches;

et il ajouta que le cas était cependant rare, et
la maladie très bénigne. A cette époque, vivait
à Montpellier un négociant de Bristol qui, depuis plusieurs années venait avec le docteur
Pew, médecin anglais y passer les hivers. Rabaud, qui s'était lié intimement avec eux, leur
observa, un jour que la conversation roulait sur
l'inoculation, qu'il serait probablement avantageux d'inoculer à l'homme la picotte des vaches, parce qu'elle était constamment sans
danger. On disserta long-temps sur cet objet,
et le docteur Pew ajouta qu'aussitôt qu'il serait de retour en Angleterre, il proposerait ce
nouveau genre d'inoculation à son ami Jenner.

Quelques années après, en 1799, Rabaud
entendant parler de la découverte de la vaccine, crut voir réaliser la proposition qu'il
avait faite, et écrivit à M. Ireland pour lui rappeler leur conversation à ce sujet. Ce négociant
lui répondit par deux lettres dont Chaptal
avait lu les originaux, qu'il se rappelait fort
bien tout ce qui avait été dit à Montpellier,
la promesse qu'avait faite le docteur de parler
à Jenner; mais il ne disait pas ce qu'avait pu
faire M. Pew, à son retour en Angleterre. De
tous ces faits, il faut conclure avec M. Husson

que les Anglais se sont appropriés tout le mérite d'une découverte dont la première pensée leur a été donnée par un Français, et dont l'étude et la juste appréciation ont été, même de leur aveu, plus rigoureusement suivies parmi nous qu'au-delà du détroit.

C'est au vertueux duc de la Rochefoucauld Liancourt que la France est redevable de l'inestimable bienfait de l'inoculation vaccinale qu'il rapporta de la terre d'exil où les troubles de sa patrie l'avaient forcé d'aller chercher un asile. Il fit connaître à Thouret les succès dont il avait été témoin en Angleterre. Thouret accueillit avec empressement les idées de Larochefoucauld, et ouvrit une souscription ayant pour but la propagation de la vaccine dont la découverte intéressait si puissamment l'humanité. L'administration, par les soins du préfet de la Seine, y prit part et encouragea cet élan philantropique ; les progrès de la vaccine en devinrent plus rapides, et en même temps plus assurés, malgré la vive opposition qu'elle rencontra à cette époque, opposition qui a sans doute beaucoup diminué depuis lors : car il a bien fallu, après tant d'années de succès, se rendre à l'évidence ; mais qui subsiste cependant dans certaines localités où il existe encore contre la vaccine une prévention bien fâcheuse que, depuis plusieurs années, tous nos efforts tendent à détruire aux environs de Paris, sans toutefois pouvoir y parvenir. Nous indiquerons prochainement, dans un écrit particulier, les moyens qui nous sembleraient utiles pour y remédier.

DES PLAIES.

Les plaies sont des solutions de continuité ou division des parties molles occasionnées par une cause externe, comme un instrument tranchant, piquant ou contondant.

Les différences essentielles des plaies consistent dans leur simplicité (plaies simples) et dans leur complication (plaies compliquées). Nous ne nous occuperons point de ces dernières qui sont essentiellement du ressort du chirurgien, il ne sera question ici que des plaies simples que chacun peut traiter soi-même.

Les plaies faites par des instruments tranchants s'appellent *coupures* ; celles qui sont faites par des corps pointus se nomment *piqûres*, et celles qui proviennent de corps contondants, *plaies contuses*.

Des coupures. — Dans quelque partie qu'elle soit située, une coupure peut présenter deux lèvres, comme lorsqu'elle est le résultat d'une incision perpendiculaire : ou bien offrir un lambeau qui souvent tient très peu aux parties voisines, ainsi que cela arrive dans les incisions qui ont lieu d'une manière très oblique ou horizontale ; enfin, le lambeau peut avoir été entièrement séparé de la partie blessée, et il en résulte une plaie avec perte de substance.

Dans le premier cas, après avoir lavé la plaie avec de l'eau simple, on en rapprochera les bords, et l'on placera par-dessus une compresse pliée en plusieurs doubles, et maintenue par quelques tours de bande. Si la plaie était plus considérable et dans une position telle, que les bords restassent toujours écartés l'un de l'autre, non-seulement il faudrait les rapprocher, mais encore on les tiendrait réunis au moyen de deux ou trois bandelettes d'emplâtre agglutinatif ou de taffetas gommé que l'on placerait en travers de la plaie ; on panse ensuite, ainsi que nous l'avons dit.

Lorsque la plaie est avec lambeau, on doit d'abord la laver, puis on fait la réunion du lambeau de telle sorte qu'il occupe la place qu'il avait auparavant, et on panse comme il a été indiqué plus haut.

Si l'on a à traiter une plaie avec perte de substance, il faut l'entretenir constamment humide, et la garantir du contact de l'air ; après avoir mis de la charpie, on place par-des sus une compresse, et l'on maintient le tout par plusieurs tours de bandes. Dès que la suppuration est établie, c'est-à-dire deux ou trois jours après, on enlève la charpie avec de l'eau tiède, et l'on panse la plaie avec du cérat ordinaire ou de Galien (1).

La cicatrisation se fait d'autant plus promptement, que le sujet est sain, que la plaie a été tenue proprement, et qu'elle a été pansée tous les jours.

Quelquefois, surtout chez les enfants faibles, maladifs, dont la peau est molle, flasque, décolorée, les plaies se cicatrisent difficilement; dans ce cas, il est utile non-seulement de faire laver les plaies, soit avec du vin, soit avec une eau spiritueuse quelconque étendue d'eau, mais encore de les recouvrir de compresses trempées dans les mêmes liquides.

Des piqûres. — Elles sont, en général, d'autant plus graves, qu'elles ont été faites par des corps plus gros, que ceux-ci ont pénétré plus

(1) Prenez cire blanche une once, huile d'amandes douces quatre onces; faites fondre à une douce chaleur, et après avoir laissé presque entièrement refroidir, remuez en ajoutant eau de roses ou eau distillée, trois onces.

avant, que leur surface est moins polie et leur pointe moins aiguë.

Les mains, les pieds, les jambes sont les parties les plus exposées à être piquées par par une épine, une écharde ou une infinité d'autres objets pointus; si le corps qui a fait ces piqûres n'est pas resté dans la plaie, elles sont alors de peu d'importance; il suffit pour prévenir les légers accidents qui pourraient en résulter de presser la partie blessée pour la faire saigner et de la tremper dans de l'eau tiède; mais lorsque le corps est resté dans la plaie, il faut de suite l'extraire, autrement il devient une cause d'irritation et expose à une inflammation plus ou moins vive, que l'on calmera à l'aide des bains locaux et des cataplasmes émollients, auxquels ou ajoute, dans quelques cas, un peu d'onguent de la mére ou de basilicum. Une fois la suppuration en train, le pus emmène avec lui le corps qui a produit l'accident, et dès lors la plaie se cicatrise.

Des plaies contuses. — Ce sont celles faites par des corps qui ne sont ni tranchants ni piquants, mais qui déchirent les parties qu'ils frappent en raison de la force avec laquelle

ils sont lancés, ou de la vitesse avec laquelle
on se précipite au-devant d'eux ; tels sont les
coups de pierre, de bâton, les chutes sur des
corps durs, et généralement toutes les plaies
qui peuvent être faites par une infinité de machines en mouvement; ces plaies sont toujours
plus dangereuses et plus longues à guérir que
les autres, parce que les parties blessées ont
été en même temps froissées, meurtries et quelquefois désorganisées.

Les plaies contuses peuvent exiger, suivant
leur gravité et leur profondeur, l'application
de quelques sangsues ; mais, en général, elles
doivent être pansées comme les plaies simples
avec perte de substance. Si l'inflammation
était violente, on aurait recours en outre aux
cataplasmes émollients.

La suppuration, dans les plaies contuses,
est toujours abondante, il faut qu'elle entraîne
toutes les chairs qui ont été meurtries avant de
pouvoir se guérir, et ce n'est que lorsqu'elles
s'en sont débarrassées qu'elles se cicatrisent.

DES CONTUSIONS.

On nomme contusion, l'effet d'un corps orbe qui frappe avec force une partie sans la diviser; ainsi lorsqu'on reçoit un coup de poing ou bien quand on se heurte contre un corps dur; si l'on se prend les doigts ou la main dans une porte ou que l'on soit pressé entre une voiture et un mur, etc. ; enfin selon que les contusions sont plus ou moins fortes, il en résulte des symptômes différents.

Une partie étant faiblement contuse, elle devient noire sur-le-champ et il s'ensuit ce qu'on appelle une *ecchymose.* Cette couleur est chaque jour moins foncée, elle devient jaune et finit, après des nuances diverses, par être remplacée par la couleur naturelle de la peau; mais souvent les meurtrissures sont si fortes, que les parties blessées en sont désorganisées et qu'elles se séparent quelquefois entièrement par la gangrène.

Les effets des contusions ne se bornent pas toujours aux parties extérieures, ils se propagent souvent jusqu'aux organes intérieurs;

ainsi un coup sur le ventre peut, par exemple,
déterminer une inflammation des intestins,
du foie, de la rate ; un coup sur la poitrine
peut donner lieu à une lésion des organes con-
tenus dans cette cavité. Des épanchements san-
guins ont lieu également à la suite des coups,
des chutes et des fortes commotions imprimées
au corps.

Quand on a à soigner une contusion peu
considérable, il suffit de laver la partie meur-
trie avec une eau résolutive, telle que l'eau salée, vinaigrée, l'eau de saturne, de sureau, etc.
et de recouvrir la partie d'une compresse
imbibée dans le même liquide. Le persil et
le cerfeuil pilés ensemble, sont aussi utiles ;
mais plus tard, lorsque la guérison s'annon-
cera, on pourra panser avec des liqueurs aromatiques, spiritueuses, afin de donner plus de
ton aux parties.

Après une secousse très violente, il est indispensable d'employer les moyens propres a
prévenir l'irritation qui pourrait en être la
suite et les épanchements qui peuvent se former ; à cet effet, on fera usage de bains, de
tisanes, de saignées, soit générales, soit locales,
mais au préalable il faut consulter un médecin

et ne pas s'endormir dans une funeste sécurité qui pourrait devenir dangereuse.

Si, à la suite d'une chute, un enfant reste sans connaissance, il faut lui jeter de l'eau froide au visage, lui faire respirer des sels, et dès qu'il pourra avaler, on lui fera prendre un verre d'eau sucrée avec de l'eau de fleurs d'oranger, ou une demi-cuillerée à café d'eau de cologne ou de mélisse.

DES ENTORSES.

Les entorses ou foulures, consistent dans un tiraillement plus ou moins violent, une extension forcée des parties qui entourent une articulation.

Les articulations qui sont le plus exposées aux entorses, sont celles du pied, du genoux et du poignet. Elles ont toujours lieu lorsqu'une puissance pousse le membre dans un sens tandis qu'il est retenu dans un autre. Dans le moment de l'accident on éprouve une vive douleur, il survient bientôt après de l'engorgement, la partie s'ecchymose, les mouvemens deviennent pénibles, difficiles et finissent quelquefois par être impossibles; en général, selon que l'extension a été plus ou moins forte, les symptômes sont différents et plus ou moins dangereux.

Lorsqu'une entorse est récente, il faut plonger le membre qui en est le siège, dans l'eau froide ou dans l'eau à laglace, si l'on peut s'en procurer, et l'y laisser au moins pendant trois ou quatre heures en la renouvelant souvent; par ce moyen on diminue l'irritation qui avait lieu, et l'on prévient le gonflement et l'inflammation qui sont les suites inévitables d'une entorse, lorsqu'on ne fait rien pour s'y opposer. Dans le cas où l'on ne pourrait faire usage de ce moyen, l'on recouvre la partie malade avec des compresses trempées dans de l'eau végéto-minérale (1) ou autres résolutifs, et on a soin aussi de les renouveler très souvent. Si le gonflement persistait, on aurait recours à quelques applications de sangsues dont on recouvrirait les piqûres avec un cataplasme de farine de lin. Le repos le plus complet est ici indispensable.

(1) Cette eau se fait en mettant une demi-once d'extrait de Saturne dans une pinte d'eau, on y ajoute deux onces d'eau-de-vie, et l'on agite le tout.

Malgré la guérison, il n'est pas rare de voir les douleurs se renouveler de temps en temps, c'est alors le cas d'employer les eaux thermales ou l'eau alcalisée.

———◦◦◦◦◦———

DE LA BRULURE.

Toutes les substances susceptibles d'être fortement chauffées ou d'entrer en combustion peuvent produire une brûlure plus ou moins profonde.

On distingue trois degrés dans une brûlure: dans le premier, la partie brûlée est rouge, légèrement tuméfiée ; on y éprouve de la chaleur, et une douleur plus ou moins vive ; dans le second, l'épiderme se détache ; il s'élève sur la partie des vessies ou cloches plus ou moins grosses et remplies d'une eau roussâtre ; dans le troisième, les parties sont désorganisées, et il y a plaie. Si la désorganisation a été portée trop loin, la gangrène peut survenir.

Le traitement des brûlures varie selon que l'on a à traiter une brûlure au premier, au second ou au troisième degré.

Dans le premier degré, il suffit de tremper de

suite la partie brûlée dans l'eau la plus froide que l'on pourra trouver, et de l'y laisser le plus long-temps possible, en la renouvelant souvent. Si la partie qui a été brûlée ne pouvait être baignée à cause de sa position, il faudrait la couvrir de compresses trempées dans l'eau fraîche ou bien dans de l'eau végéto-minérale, ayant toujours soin de les changer a de très courts intervalles. L'usage vulgaire est de recouvrir une brûlure avec de la farine, d'immerger la partie dans l'huile ou de la couvrir de confitures. Tous ces moyens sont bons, leur utilité réelle est de soustraire la partie brûlée au contact de l'air; par là on prévient la formation des phlyctènes, et l'on diminue l'inflammation et la douleur.

S'il s'est élevé des vessies sur la peau, que ce soit une brûlure au deuxième degré, il faut les percer avec une aiguille, afin de faire écouler la sérosité qu'elles contiennent, et éviter soigneusement de mettre à découvert la partie qui est au-dessous. Si la brûlure est récente, on peut la tremper, comme dans le premier cas, dans l'eau fraîche, ou bien y appliquer des compresses d'eau de saturne ou d'eau vinaigrée, et ensuite la recouvrir d'un linge fin enduit de cérat de Goulard (1) préférablement à celui de Galien. L'eau phagédénique, celle de créosote ont réussi dans quelques cas, de même que l'application du coton, de la pomme de terre rapée, etc. Le liniment suivant a aussi été très utile, dans certaines circonstances (2). Dans une brûlure au troisième degré, lorsque les parties ont été désorganisées par le feu, il faut s'attendre à la suppuration. Dans ce cas, on pansera la plaie avec de la charpie enduite de cérat de Goulard bien frais, ou du cérat opiacé, si la douleur est vive. Cependant, si la brûlure est considérable, que l'on ait lieu de craindre les progrès et les suites de l'inflammation, il faut recouvrir le tout d'un cataplasme émollient, et observer un régime rafraîchissant. D'après M. Velpeau, l'application des bandelettes de diachylon gommé accélère beaucoup la cicatrisation des plaies produites par la brûlure.

Lorsque le siége du mal est à la jambe ou

(1) Le cérat de Goulard se fait avec le cérat ordinaire ou de Galien, auquel on ajoute une cuillerée à café d'extrait de Saturne par once.

(2) Prenez huile d'olives }
        »   eau de chaux } de chaque parties égales.
Agitez dans une bouteille.

au pied, il faut préalablement placer les parties dans une position horizontale, et garder un repos absolu jusqu'à ce que les premiers symptômes d'irritation soient dissipés. En général, dans tous les maux de jambes, la marche prolonge leur durée , et c'est ce qu'il y a de plus contraire à la guérison.

DES ENGELURES.

On nomme ainsi un gonflement ou une enflure accompagné de rougeur, de démangeaison et de douleurs qui survient en hiver aux doigts des pieds et des mains, ainsi qu'aux talons, aux oreilles, au nez. Ces parties sont plus exposées aux engelures, parce qu'elles résistent moins à l'action du froid en raison de leur éloignement du foyer de la chaleur et de la lenteur avec laquelle la circulation se fait aux extrémités.

Les enfants, principalement ceux qui ont la peau plus fine, plus délicate sont très sujets à cette phlegmasie cutanée, occasionnée par le passage trop brusque du froid à la chaleur et réciproquement; on en préviendra parfois la naissance en lavant souvent les pieds et les mains avec quelques liquides spiritueux tels que l'eau-de-vie simple ou camphrée, l'esprit de vin pur ou aromatisé, le vin, chaud, les décoctions de quinquina, de feuilles de chêne, etc.

On peut distinguer plusieurs degrés dans les engelures selon qu'elles présentent des symptômes plus ou moins graves. Dans le premier degré, la partie est légèrement enflée, la chaleur y est un peu plus grande que dans l'état naturel et on y sent de la douleur et de la démangeaison. Dans le deuxième degré, tous les symptômes du premier sont augmentés, le gonflement et la douleur sont plus considérables et il y a privation de l'usage des doigts ; enfin les engelures se fendillent ou se crevassent, quelquefois il s'établit de véritables ulcères plus ou moins profonds. On a vu des engelures être frappées de gangrène.

Quand ces inflammations cutanées se sont développées, mais qu'elles ne sont point encore fendillées, on les traite par les mêmes moyens que ceux employés pour les prévenir, en y joignant le vinaigre affaibli, le chlorure de chaux ou de sodium, l'huile de thérében-

tine, l'acétate de plomb étendu dans l'eau
ordinaire, et à moins qu'il n'y ait d'indication
contraire, l'immersion des parties dans l'eau
froide, dans la neige, enfin les lotions suivan-
tes (1) dont je me sers avec avantage, et autres
analogues; ainsi que les frictions avec l'onguent gris, préconisées par M. Ratier.

Lorsque la peau est crevassée, qu'il s'est
établi des ulcères il faut les panser avec de la
charpie enduite de cérat de Goulard ou imbibée d'une infusion de fleurs de sureau, de
mélilot à laquelle on ajoutera soit une ou
deux têtes de pavots, soit quelques gouttes de
laudanum.

Si l'inflammation est vive, il faut recourir
à l'application de sangsues et aux cataplasmes
émollients et résolutifs.

(1) Prenez alcool de genièvre. . . quatre onces.
   »   ammoniaque liquide. . .   deux gros.
   »   eau distillée. . . . . . demi-litre.
Conservez dans une bouteille bien bouchée et ap-
pliquez sur les engelures des compresses imbibées de
ce liquide.

DES PIQURES D'INSECTES.

Les enfants sont exposés lorsqu'ils vont jouer soit dans les jardins soit dans la campagne, à être attaqués par certains insectes qui y sont portés les uns par un sentiment de colère dicté par la vengeance ou le soin de leur défense, les autres parce qu'ils aiment à se nourrir de sang.

Dans les premiers, on trouve les abeilles, les guêpes, les frélons, les scorpions, la tarentule, les fourmis, les araignées, aux piqûres desquels on remédie en général, d'abord par l'eau fraîche, puis par l'eau salée ou vinaigrée, l'eau végéto-minérale ou l'eau ammoniacée; on a aussi conseillé le miel, l'urine, l'eau de chaux, le laudanum, etc. On peut de même cautériser après avoir enlevé au préalable l'aiguillon s'il est resté dans la plaie : à cet effet, on prend gros comme une lentille de potasse caustique, on l'humecte, et quand elle est à demi-fondue, on la porte dans l'endroit de la piqûre avec la pointe d'une aiguille ou d'un cure-dent, ayant soin que le caustique pénêtre assez avant pour atteindre le venin et le décomposer.

Dans la seconde classe on compte les cousins, les punaises, les poux et les puces.

Les moyens que nous avons d'abord indiqués conviennent en général pour les piqûres des cousins; la fumée de tabac chasse ces insectes et met à l'abri de leur piqûre. La propreté est indispensable pour se préserver et se débarrasser des autres insectes ; on tâchera de les détruire soit en employant la chaux, la menthe, le savon noir, l'onguent gris ou l'essence de thérébentine dont on enduira les lits en bois.

Les piqûres des insectes dont nous venons de parler, lorsqu'elles sont simples, n'occasionnent pas d'accidents graves, mais ceux qu'elles produisent sont assez fâcheux pour qu'on ne néglige pas d'employer les moyens qui sont dans le cas de les faire cesser promptement et même de les prévenir.

FIN.

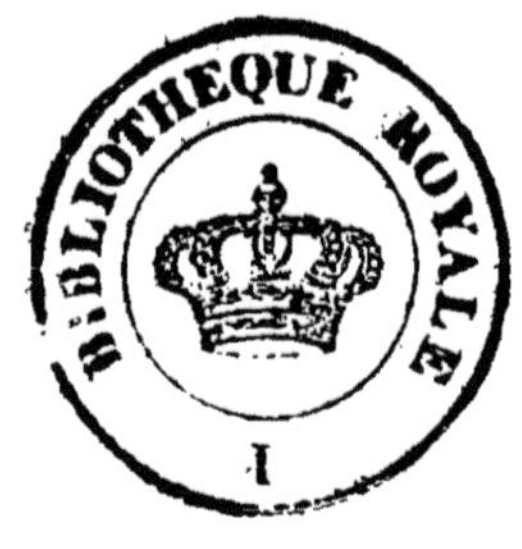

B:BLIOTHEQUE ROYALE
I

TABLE

DES MATIÈRES.